JN125228

# 医学生のための
## 必修 医学英語

小林 充尚

防衛医科大学校
非常勤講師・名誉教授

MEDICAL ENGLISH

Kinpodo

# 序

　長年，防衛医科大学校医学科学生に医学英語の講義を行ってきた経験に基づき，今回，講義に使用した重要かつ必須の医学英語資料をまとめ，標準医学英語教科書の形で出版することにいたしました．

　現在，医学分野におけるグローバル言語はもちろん英語ですが，これにも一般英語と医学に関連したいわゆる医学英語があります．世界的視野に立って，医学の分野における最新知見に接し，オンライン医学関連サイト，国際学会発表における研究発表(oral presentation)とすぐその後にくるディスカッション，病棟・院内での英語コミュニケーション等々の状況における必須ツールとしての英語力の必要性は痛感されているものの，そのための医学的分野における英語力のつけ方をいかに能率よく行うかが決定的な重要性をもっています．高校英語までに得た一般的英語力とは別の次元での医学英語力を極めて能率よく養成しなければなりません．標準医学英語教科書としての本書はこのような点に十分に配慮しながらまとめたものです．

　医学英語は，一般英語とは異なり，特有な用語や特別な使い方，表現の仕方，いろいろなレベルでの専門用語などが特徴であり，慣れるまでは困惑することも多々ありますが，本書で示している一定の習得法を活用すれば，総合的な医学英語力を十分に身につけることができるものと確信しております．

　本書は，9章からなり，医学生・研修医が絶対に知っておくべき重要項目の要点をつかんで勉強できるようアレンジしました．これらの項目は医学生・研修医が医学英語力を一通り身につけ，世界に通用する英語を使える一人前の医師になるために必要かつ不可欠の項目を網羅しております．

　まず，どの分野においても最低限必要な基本用語(血算，尿検，無尿，静脈切開，癒着，心不全，心停止，悪心嘔吐，症状と徴候，外傷，鑑別診断，無呼吸，頻脈，不整脈，予後，低酸素症…)をしっかり押さえ，それらに関連して使う慣用表現法を身につけ，さらに医学用語語彙を増強し，続々出てくる新語を分析する上で極めて役立つ「(接頭語・語幹，接尾語等の)語源分析力」も身につけておく必要があります．この基本用語と関連表現の上にくるのが，医学領域各分野の専門分野でさらに必要となるいろいろな専門レベルの用語と使用法で，本書では主にこの専門レベルの手前までを扱っています．しかし，医学用語語彙分析力をつけておけば，初めての専門用語も語源分析法によりその意味がわかるようになり非常に便利です．

　本書により，医学英語の重要性とその将来の展望を十分理解し，現代および将来に通じる真の生きた医学英語力を身につけた世界的視野を持つ医師・医療関係者として活躍されることを祈ります．

2022 年 2 月

小 林 充 尚

# Contents

# chapter
# 01

# まず知っておくべき基本的な「医学英語用語」一覧

本章では，真っ先に身につけておくべき最も重要な「医学英語用語の一覧」を示しています．

何としても身につけておくべき，絶対に必要かつ重要な用語のリストアップです．十分に身につけておけば必ず役に立ちます．

| 用　語 | 意　味 | 用例および関連語 |
|---|---|---|
| **A** | | |
| abdomen | 腹部 | acute ～（急性腹症）/ bulging (or pointed)～（尖腹）/ distended ～（腹部膨隆）/ flat plate of the ～（腹部単純 X 線写真）/ left lower(upper) quadrant「LLQ(LUQ)」of the ～（左下(上)腹部）/ lower abdomen（下腹部）/ palpation of the ～（腹部触診）/ pendulous ～（懸垂腹，下垂腹）/ swollen abdomen（膨隆腹部）/ upper ～（上腹部） |
| abdominal | 腹部の | ～ bloating（腹部膨満）/ ～ circumference（AC）（腹囲）/ ～ distention（腹部膨隆）/ ～ girth（腹囲）/ low(lower)～ pain（下腹部痛）/ cramping ～ pain（痙攣性腹痛）/ intense ～ pain（強烈な腹痛）/ mild ～ pain（軽度腹痛）/ persistent ～ pain（持続性の腹痛）/ severe ～ pain（腹部激痛）/ sharp (dull)～ pain（鋭い(鈍い)腹痛）/ upper ～ pain（上腹部痛）/ ～ swelling（腹部膨隆，腹部膨満）/ ～ tumor（腹部腫瘤）/ ～ wall（腹壁） |
| abortion | 流産 | complete ～（完全流産）/ habitual ～（習慣性流産）/ incomplete ～（不全流産）/ missed ～（稽留流産）/ recurrent ～（反復流産）/ spontaneous ～（自然流産） |
| abscess | 膿瘍 | appendiceal ～（虫垂炎性膿瘍）/ Douglas ～（ダグラス窩膿瘍）/ pelvic ～（骨盤膿瘍）/ stitch ～（縫合部膿瘍）/ streptococcal ～（連鎖球菌性膿瘍）/ subphrenic ～（横隔膜下膿瘍）/ suture ～（縫合糸膿瘍） |
| acetic acid | 酢酸 | diluted ～（希酢酸） |
| acetone body | アセトン体 | |
| acid | 酸，酸性の | ～ indigestion（胃酸過多）/ ～ reaction（酸性反応）/ folic ～（葉酸）/ ～-base balance（酸塩基平衡）/ nucleic ～（核酸） |
| acidosis | アシドーシス | diabetic ～（糖尿病性アシドーシス）/ keto～（ケトアシドーシス）/ metabolic ～（代謝性アシドーシス）/ respiratory ～（呼吸性アシドーシス） |
| acne | ざ瘡(にきび)，アクネ | adolescent ～（青春期ざ瘡）/ ～ lotion（にきびローション）/ ～ rosacea（赤鼻）/ facial ～（顔面ざ瘡）/ simple ～（単純性ざ瘡） |
| acromegaly | 末端肥大症，アクロメガリー | |
| acute | 急性の | ～ alcoholic intoxication（急性アルコール中毒）/ ～ inflammation（急性炎症）/ ～ leukemia（急性白血病）/ ～ nephritis（急性腎炎） |
| addiction | 麻薬常用，耽溺 | drug ～（薬物耽溺）/ heroine ～（ヘロイン耽溺）/ narcotic ～（麻薬中毒）/ opium ～（アヘン中毒） |
| adenocarci-noma | 腺癌 | cyst-（嚢胞腺癌）/ mucinous ～（ムチン性腺癌）/ papillary ～（乳頭状腺癌）/ undifferentiated ～（未分化腺癌） |
| adenoma | 腺腫，アデノーマ | pituitary ～（脳下垂体腺腫）/ thyroid ～（甲状腺腫） |
| adhesion | 癒着 | ～ formation（癒着形成）/ cul-de-sac (or Douglas' pouch)～（ダグラス窩癒着）/ dense ～（緻密な癒着）/ inflammatory ～（炎症性癒着）/ intestinal ～（腸管癒着）/ lysis of ～（癒着剥離）/ peritoneal ～（腹膜癒着）/ postoperative ～（術後癒着） |
| adhesive | 接着性の，癒着性の | ～ bandage（ガーゼ付き絆創膏）/ ～ material（接着剤）/ ～ peritonitis（癒着性腹膜炎）/ ～ tape（接着テープ，絆創膏） |
| adjacent | 隣接する | ～ area（隣接領域）/ ～ blood vessel（隣接血管）/ ～ lymph node（隣接リンパ節）/ ～ organ（隣接器官）/ ～ room（隣室）/ ～ tissue（隣接組織） |

| 用 語 | 意 味 | 用例および関連語 |
|---|---|---|
| admission | 入院，入場 | ※ hospitalization（入院）も使う // 〜 of a patient to a hospital（病院への患者入院）/ on 〜（入院時に）/ 〜 fee（入場料）/ 〜 note（入院時記録）/ 〜 summary（入院時要約）/ hospital 〜（入院） |
| adolescence | 思春期，青年期 | delayed 〜（遅発思春期）/ reach 〜（思春期に到達する） |
| adolescent | 思春期の | 〜 medicine（思春期医学） |
| adrenal cortex | 副腎皮質 | 〜 steroid（副腎ステロイド）/ adrenocortical hormone（副腎皮質ホルモン） |
| adverse | 逆の，不利な，有害の | 〜 circumstances（逆境）/ 〜 drug effect（薬物副作用）/ 〜 drug reaction（医薬品副作用）/ 〜 effect（逆効果，有害反応）/ 〜 reaction to chemotherapy（化学療法の副作用） |
| afebrile | 無熱の | 〜 child（無熱の小児）/ 〜 illness（無熱疾患）/ 〜 patient（無熱患者）/ 〜 postoperative course（無熱性術後経過） |
| agenesis | 無形成，無発生 | gonadal 〜（性腺無形成）/ ovarian 〜（卵巣無発生） |
| airborne infection | 空気感染 | 〜 bacteria（空中浮遊細菌）/ 〜 contaminants（空中浮遊汚染物質）/ 〜 particle（空中浮遊粒子）/ 〜 spread（空気伝播） |
| airway | 気道 | 〜 infection（気道感染）/ 〜 obstruction（気道閉塞）/ 〜 patency（気道開存性）/ patent 〜（開存気道） |
| allergen | アレルゲン | contact 〜（接触アレルゲン）/ house dust 〜（ハウスダスト・アレルゲン）/ pollen 〜（花粉アレルゲン） |
| allergic | アレルギー（性）の | 〜 disease（アレルギー性疾患）/ 〜 drug reaction（アレルギー性薬物反応）/ 〜 reaction（アレルギー反応）/ 〜 shock（アレルギー性ショック） |
| allergy | アレルギー | contact 〜（接触アレルギー）/ cow milk 〜（牛乳アレルギー）/ drug 〜（薬物アレルギー）/ food 〜（食物アレルギー）/ gluten 〜（グルテンアレルギー）/ house dust 〜（ハウスダスト・アレルギー）/ insect 〜（昆虫アレルギー）/ penicillin 〜（ペニシリン・アレルギー） |
| alopecia | 脱毛症 | 〜 areata（円形脱毛症）/ female pattern 〜（女性型脱毛症）/ male pattern 〜（男性型脱毛症）/ senile 〜（老人性脱毛症） |
| alveolus | 肺胞 | ※ alveoli（複）// pulmonary 〜（肺胞） |
| ambulance | 救急車 | air ambulance（救急ヘリ）/ call an 〜（救急車を呼ぶ）/ 〜 car（crew, service, staff）（救急車（隊員，サービス，職員）） |
| ambulatory | 歩行の | 〜 patient（外来患者，歩行患者）/ 〜 surgery（外来手術，日帰り手術）/ 〜 treatment（外来治療） |
| amenorrhea | 無月経 | hypothalamic 〜（視床下部性無月経）/ lactation 〜（授乳性無月経）/ postpartum 〜（分娩後無月経）/ primary 〜（原発性無月経）/ secondary 〜（続発性無月経） |
| amnesia | 記憶喪失症，健忘症 | alcoholic 〜（アルコール性健忘症）/ posttraumatic 〜（外傷後記憶喪失）/ retrograde 〜（逆行性記憶喪失症） |
| amniocentesis | 羊水穿刺術 | genetic 〜（遺伝的羊水穿刺） |
| amniotic fluid | 羊水 | 〜 embolism（羊水塞栓症）/ leakage of 〜（羊水漏出）/ meconium staining of 〜（羊水混濁） |
| anaerobic | 嫌気性の | 〜 bacteria（嫌気性菌）/ 〜 culture（嫌気性培養）/ 〜 infection（嫌気性感染） |
| analgesic | 鎮痛（の，薬） | 〜 action（鎮痛作用）/ 〜 agent（鎮痛薬）/ 〜 effect（鎮痛効果）/ local 〜（局所鎮痛薬）/ narcotic 〜（麻薬性鎮痛薬）/ non-narcotic 〜（非麻薬性鎮痛薬） |

| 用　語 | 意　味 | 用例および関連語 |
|---|---|---|
| anaphylactic | アナフィラキシーの | 〜 reaction（アナフィラキシー反応）/ 〜 shock（アナフィラキシーショック） |
| anaphylaxis | アナフィラキシー | generalized 〜（全身性アナフィラキシー）/ insect sting 〜（虫刺アナフィラキシー）/ penicillin 〜（ペニシリンアナフィラキシー）/ systemic 〜（全身性アナフィラキシー） |
| anastomosis | 吻合（術） | arteriovenous 〜（動静脈吻合）/ end-to-end 〜（端々吻合）/ gastroen-tero 〜（胃腸吻合）/ intestinal 〜（腸吻合） |
| anemia | 貧血 | aplastic 〜（再生不良性貧血）/ hemolytic 〜（溶血性貧血）/ iron-deficiency 〜（鉄欠乏性貧血）/ pernicious 〜（悪性貧血）/ sickle-cell 〜（鎌状赤血球貧血） |
| anesthesia | 麻酔 | epidural 〜（硬膜外麻酔）/ general 〜（全身麻酔）/ infiltration 〜（浸潤麻酔）/ inhalation 〜（吸入麻酔）/ local 〜（局所麻酔）/ spinal 〜（脊髄麻酔，脊椎麻酔） |
| aneurysm | 動脈瘤 | aortic 〜（大動脈瘤）/ arteriosclerotic 〜（動脈硬化性動脈瘤）/ arteriove-nous 〜（動静脈瘤）/ atherosclerotic 〜（アテローム硬化性動脈瘤） |
| angina pectoris | 狭心症 | |
| anginal | 狭心症の | 〜 attack（強心症発作）/ 〜 pain（狭心痛）/ 〜 symptom（狭心症症状）/ 〜 syndrome（狭心症症候群） |
| anorexia | 食欲不振 | 〜 nervosa（mentalis）（神経性食欲不振） |
| anoxia | 無酸素症，アノキシア | cerebral 〜（脳無酸素症）/ fetal 〜（胎児無酸素症）/ myocardial 〜（心筋無酸素症）/ neonatal 〜（新生児無酸素症）/ perinatal 〜（周産期無酸素症） |
| antenatal | 出生前の | 〜 assessment（出生前評価）/ 〜 diagnosis（出生前診断）/ 〜 infection（出生前感染） |
| antibiotic | 抗生物質（の） | 〜 sensitivity（抗生物質感受性）/ bactericidal 〜（殺菌性抗生物質）/ broad-spectrum 〜（広域抗生物質）/ 〜 ointment（抗生物質軟膏）/ 〜-resistant bacteria（抗生物質耐性菌）/ 〜 therapy（抗生物質療法） |
| antibody | 抗体 | anaphylactic 〜（アナフィラキシー抗体）/ 〜 response（抗体反応）/ 〜 titer（抗体価）/ antigen-〜 reaction（抗原抗体反応）/ immune 〜（免疫抗体） |
| anticoagulant | 抗凝固（の，薬） | 〜 agent（drug）（抗凝固薬）/ 〜 effect（抗凝固効果）/ 〜 therapy（抗凝固療法） |
| antidote | 解毒薬 | 〜 to a poison（毒物の解毒剤）/ chemical 〜（化学的解毒薬）/ emer-gency 〜（緊急解毒剤）/ parenteral 〜（非経口解毒剤）/ universal 〜（万能解毒剤） |
| antigen | 抗原 | ABO antigen（ABO 型抗原）/ blood group 〜（血液型抗原）/ 〜-antibody reaction（抗原抗体反応）/ CA-125 〜（CA-125 抗原）/ carcinoembryonic 〜（CAE）（癌胎児性抗原） |
| anuria | 無尿 | ※ nocturia（夜尿症）// obstructive 〜（閉塞性無尿）/ postoperative 〜（術後無尿）/ postrenal（prerenal, renal）〜（腎後性（腎前性，腎性）無尿）/ reversible 〜（可逆性無尿） |
| anal | 肛門の | 〜 atresia（鎖肛）/ 〜 fissure（裂口，痔裂）/ 〜 fistula（痔瘻）/ 〜 prolapse（脱肛）/ 〜 sphincter（肛門括約筋）/ 〜 stenosis（肛門狭窄） |
| anus | 肛門 | artificial 〜（人工肛門）/ imperforate 〜（鎖肛） |

| 用　語 | 意　味 | 用例および関連語 |
|---|---|---|
| anxiety | 不安 | 〜 attack(不安発作) / 〜 depression(不安うつ病) / 〜 hysteria(不安性ヒステリー) / 〜 neurosis(不安神経症, ノイローゼ) / 〜 psychosis(不安神経症) |
| aorta | 大動脈 | abdominal 〜(腹部大動脈) / ascending 〜(上行大動脈) / coarctation of 〜(大動脈絞窄) / descending 〜(下行大動脈) / ruptured 〜(破裂大動脈) / thoracic 〜(胸部大動脈) |
| apnea | 無呼吸 | obstructive sleep 〜(閉塞性睡眠時無呼吸) / prolonged 〜(遷延性無呼吸) |
| apoplexy | (脳)卒中 | bulbar 〜(延髄卒中) / cerebellar 〜(小脳卒中) / cerebral 〜(脳卒中, 脳溢血) |
| appendectomy | 虫垂切除術 | laparoscopic 〜(腹腔鏡下虫垂切除術) |
| appendicitis | 虫垂炎 | acute(chronic)〜(急性(慢性)虫垂炎) / gangrenous 〜(壊疽性虫垂炎) / peri〜(虫垂周囲炎) / suppurative 〜(化膿性虫垂炎) |
| appetite | 食欲 | 〜 loss(食欲喪失) / morbid 〜(病的食欲) / 〜 stimulating agent(食欲促進薬) / 〜 suppressing agent(食欲抑制薬) / poor 〜(食欲不振) |
| arrest | 停止 | 〜ed labor(停止分娩) / cardiac 〜(心停止) / cardiorespiratory 〜(心肺(呼吸循環)停止) / growth 〜(成長停止) / respiratory 〜(呼吸停止) |
| arrhythmia | 不整脈 | atrial(ventricular)〜(心房性(心室性)不整脈) / respiratory 〜(呼吸性不整脈) / sinus 〜(洞性不整脈) / vagal 〜(迷走神経性不整脈) |
| artery | 動脈 | afferent(efferent)〜(輸入(輸出)動脈) / carotid 〜 pulse(頚動脈拍) / common carotid 〜(総頚動脈) / coronary 〜(冠動脈) / internal carotid 〜(内頚動脈) / nutrient 〜(栄養動脈) |
| arteriosclerosis | 動脈硬化症 | 〜 obliterans(閉鎖性動脈硬化症) / cerebral 〜(脳動脈硬化症) / coronary 〜(冠動脈硬化症) / senile 〜(老人性動脈硬化症) |
| arthritis | 関節炎 | ankylosing 〜(強直性関節炎) / gouty 〜(痛風性関節炎) / osteoarthritis(骨関節炎) / rheumatoid 〜(関節リウマチ) / poly〜(多発関節炎) |
| ascites | 腹水 | bloody(hemorrhagic)〜(血性腹水) / cancerous 〜(癌性腹水) / cardiac 〜(心臓性腹水) / tuberculous 〜(結核性腹水) |
| aseptic | 無菌(的)の | 〜 condition(無菌状態) / 〜 manipulation(無菌操作) / 〜 solution(滅菌液) / 〜 surgery(無菌手術) / 〜 technique(無菌手技) |
| asthma | 喘息 | allergic 〜(アレルギー性喘息) / atopic 〜(アトピー性喘息) / bronchial 〜(気管支喘息) / cardiac 〜(心臓性喘息) / childhood 〜(小児喘息) / food 〜(食物性喘息) |
| asymptomatic | 無症候性の | 〜 carrier(無症候性キャリア) / 〜 cerebral infarction(無症候性脳梗塞) / 〜 cerebrovascular disease(無症候性脳血管障害) / 〜 HIV infection(無症状のHIV感染) / 〜 proteinuria(無症候性蛋白尿) / 〜 stage(無症候期) |
| ataxia | 失調症 | central 〜(中枢性失調症) / cerebral(cerebellar)〜(大脳性(小脳性)失調症) |
| atelectasis | 無気肺 | adhesive 〜(癒着性無気肺) / obstructive 〜(閉塞性無気肺) |
| atherosclerosis | アテローム硬化症 | coronary 〜(冠動脈アテローム硬化症) / generalized 〜(全身性アテローム硬化症) |
| atony | アトニー, 無緊張症 | esophageal 〜(食道アトニー) / gastric 〜(胃アトニー) / intestinal 〜(腸アトニー) |

| 用　語 | 意　味 | 用例および関連語 |
|---|---|---|
| atopic | アトピー性の | 〜 asthma（アトピー性喘息）/ 〜 cataract（アトピー性白内障）/ 〜 constitution（アトピー体質）/ 〜 dermatitis（アトピー性皮膚炎）/ 〜 eczema（アトピー性湿疹）/ 〜 reaction（アトピー反応） |
| atopy | アトピー | 〜-associated GI disease（アトピー関連性胃腸疾患）/ 〜 patch test（アトピーパッチテスト） |
| atresia | 閉鎖（症） | anal 〜（atresia ani）（鎖肛）/ esophageal 〜（食道閉鎖症）/ genital 〜（鎖陰）/ hymenal 〜（処女膜閉鎖症）/ vaginal 〜（腟閉鎖症） |
| atrial | 心房の | 〜 contraction（心房収縮）/ 〜 fibrillation（AF）（心房細動）/ 〜 flutter（心房粗動）/ 〜 septal defect（ASD）（心房中隔欠損）/ 〜 septum（心房中隔）/ 〜 tachycardia（心房性頻脈） |
| atrium | 心房 | left（right）〜（左（右）心房）/ single 〜（単心房） |
| atrophy | 萎縮, アトロフィー | cerebellar 〜（小脳萎縮）/ cerebral 〜（大脳萎縮）/ disuse 〜（非活動性萎縮）/ inactivity 〜（不動性萎縮）/ optic 〜（視神経萎縮）/ pressure 〜（圧迫萎縮） |
| auditory | 聴覚の | 〜 acuity（聴力）/ 〜 disorder（聴覚障害）/ 〜 hallucination（幻聴）/ 〜 nerve（聴神経）/ 〜 organ（聴覚器官）/ 〜 perception（聴覚）/ 〜 symptom（聴覚症状） |
| auscultation | 聴診 | 〜 and percussion（聴打診）/ lung 〜（肺聴診）/ obstetrical 〜（産科聴診法）/ 〜 of the heart（心聴診） |
| autoimmune | 自己免疫の | 〜 disease（自己免疫疾患）/ 〜 hemolytic anemia（自己免疫性溶血性疾患）/ 〜 reaction（自己免疫反応）/ 〜 thrombocytopenic purpura（自己免疫性血小板減少性紫斑病） |
| autonomic | 自律（性）の | 〜 blocking agent（自律神経遮断薬）/ 〜 nerve imbalance（自律神経失調症）/ 〜 nerves（自律神経）/ 〜 nerve reflex（自律神経反射）/ 〜 nervous symptom（自律神経症状）/ 〜 nervous system（自律神経系） |
| autopsy | 剖見, 検死 | 〜 examination（剖見審査）/ forensic 〜（法医解剖）/ 〜 report（剖見記録） |
| autosome | 常染色体 | 22 pairs of 〜s（22 対の常染色体）/ 〜 translocation（常染色体転座） |
| **B** | | |
| bacteria（複） | 細菌, バクテリア | ※単数形は bacterium // acid fast 〜（抗酸菌）/ aerobic（anaerobic）〜（好気性（嫌気性）菌） |
| bacterial | 細菌の | 〜 contamination（細菌汚染）/ 〜 endotoxin（細菌内毒素）/ 〜 food poisoning（細菌性食中毒）/ 〜 infection（細菌感染）/ 〜 shock（細菌性ショック）/ subacute 〜 endocarditis（SBE）（亜急性細菌性心内膜炎） |
| bandage | 包帯 | abdominal 〜（腹帯）/ adhesive 〜（接着ガーゼ包帯）/ elastic 〜（弾性包帯）/ eye 〜（眼帯）/ gauze 〜（ガーゼ包帯）/ pressure 〜（圧迫包帯） |
| basal | 基礎の, 基底の | 〜 body temperature（BBT）（基礎体温）/ 〜 cell carcinoma（基底細胞癌）/ 〜 layer（基底層）/ 〜 metabolic rate（BMR）（基礎代謝率）/ 〜 metabolism（基礎代謝） |
| basement membrane | 基底膜 | 〜 thickening（基底膜肥厚）/ thickened 〜（肥厚した基底膜） |
| bedpan | 便器 | 〜 death（便器死） |
| bed rest | 床上安静 | absolute（complete）〜（絶対（完全）床上安静）/ 〜 with bathroom priviledge（トイレ以外床上安静） |
| benign | 良性の | 〜 course（良性経過）/ 〜 disease（hypertension, ovarian cyst）（良性疾患（高血圧症, 卵巣のう腫））/ 〜 prognosis（良性予後）/ 〜 prostatic hypertrophy（良性前立腺肥大症）/ 〜 tumor（良性腫瘍） |

| 用　語 | 意　味 | 用例および関連語 |
|---|---|---|
| bilateral | 両側性の | ～ arthritis（両側性関節炎）/ salpingo-oophorectomy（両側卵管卵巣摘出術）/ ～ papilledema（両側性うっ血乳頭） |
| bile | 胆汁 | ～ acid（胆汁酸）/ ～ duct（胆管，胆道）/ ～ pigment（胆汁色素）/ ～ secretion（胆汁分泌）/ ～ stone（胆石） |
| biliary | 胆汁の，胆管の | ～ atresia（胆道閉鎖症）/ ～ secretion（胆汁分泌）/ ～ tract obstruction（胆道閉塞） |
| biopsy | 生検，バイオプシー | aspiration ～（吸引生検）/ ～ specimen（生検材料）/ bone marrow ～（骨髄生検）/ cone ～（円錐切除検）/ fine needle ～（細針生検）/ liver ～（肝生検）/ lymph node ～（リンパ節生検）/ punch ～（パンチバイオプシー） |
| bleeding | 出血 | ～ disorder（出血性疾患）/ external（internal）～（外出血（内出血））/ intracranial ～（頭蓋内出血）/ occult ～（潜在出血）/ postmenopausal ～（閉経後出血）/ subarachnoid ～（くも膜下出血）/ ～ tendency（出血傾向）/ ～ time（出血時間） |
| blood | 血液 | ～ bank（血液銀行）/ ～ circulation（血液循環）/ ～ clot（（凝）血塊）/ ～ count（血算）/ ～ clotting（coagulation）（血液凝固）/ ～ culture（血液培養）/ ～ donor（供血者）/ ～ flow（血流）/ ～ gas（血液ガス）/ ～ group（type）（血液型）/ ～ pressure（BP）（血圧）/ ～ recipient（受血者）/ ～ sugar（血糖）/ ～ test（血液検査）/ ～ transfusion（輸血）/ ～ vessel（血管）/ ～ volume（血液量） |
| bloody | 血性の，観血的の | ～ ascites（血性腹水）/ ～ discharge（血性帯下）/ ～ sputum（血痰）/ ～ stool（血便）/ ～ tap（血性穿刺）/ ～ vomitus（血性吐物） |
| body | 体 | basal ～ temperature（基礎体温）/ ～ fluid（体液）/ ～ mass index（BMI）（肥満度指数，ボディマス指数）/ ～ odor（体臭）/ ～ surface（体表）/ ketone ～（ケトン体）/ （standard）～ weight（（標準）体重）/ foreign ～（異物） |
| bone | 骨 | ～ density（骨密度）/ ～ fracture（骨折）/ ～ marrow cell（骨髄細胞）/ ～ marrow biopsy（puncture, transplantation）（骨髄生検（穿刺，移植））/ broken ～（骨折） |
| borderline | 境界型の，境界線 | ～ case（境界例）/ ～ hypertension（境界型高血圧）/ ～ malignancy（境界型悪性） |
| bowel | 腸 | ～ movement（BM）（便通）/ ～ sounds（腸音）/ large（small）～（大（小）腸）/ twisted ～（捻転腸） |
| bradycardia | 徐脈 | fetal ～（胎児徐脈）/ sinus ～（洞性徐脈）/ vagal ～（迷走神経性徐脈） |
| brain | 脳 | ～ concussion（脳振盪）/ ～ contusion（脳挫傷）/ ～ death（脳死）/ ～-dead patient（脳死患者）/ ～ infarct（ion）（脳梗塞）/ ～ ischemia（脳虚血）/ ～ stem（脳幹）/ ～-stem death（脳幹死）/ ～ tumor（脳腫瘍） |
| breast | 乳房 | ～ cancer（乳癌）/ ～-fed baby（母乳育ちの赤ちゃん）/ ～ feeding（授乳，母乳栄養）/ ～ massage（乳房マッサージ）/ ～ milk（母乳）/ ～ self-examination（乳房自己検査）/ funnel ～（漏斗胸） |
| breathing | 呼吸 | ※ breathing = respiration // abdominal ～（腹式呼吸）/ artificial ～（人工呼吸）/ continuous positive pressure ～（CPPB）（持続陽圧呼吸［法］）/ deep ～（深呼吸）/ mouth ～（口呼吸）/ mouth-to-mouth ～（口対口人工呼吸） |
| breech | 尻，骨盤位の | ～ delivery（birth）（骨盤位分娩）/ ～ presentation（骨盤位）/ frank ～ delivery（単臀位分娩） |
| bronchial | 気管支の | ～ asthma（気管支喘息）/ ～ fistula（気管支瘻）/ ～ intubation（気管支内挿管）/ ～ lavage（washing）（気管支洗浄）/ ～ mucus（気管支粘液）/ ～ tube（気管支チューブ） |

| 用　語 | 意　味 | 用例および関連語 |
|---|---|---|
| bronchiectasis | 気管支拡張症 | cylindrical（cystic, saccular）～（円柱状（嚢状，嚢胞状）気管支拡張症） |
| bronchitis | 気管支炎 | chronic ～（慢性気管支炎）/ influenza ～（インフルエンザ性気管支炎）/ obstructive ～（閉塞性気管支炎）/ viral ～（ウイルス性気管支炎） |
| bruise | 挫傷，打撲傷 | a ～ on the right arm（右腕の打ち身）/ ～d site（挫傷部）/ chest（wall）～（胸部打撲傷）/ purplish ～（紫色の打撲あざ）/ severe ～（ひどい打撲） |
| burn | 熱傷，火傷 | chemical ～（化学熱傷）/ first-degree ～（第 1 度火傷）/ heart（sun）～（胸（日）焼け）/ radiation ～（放射線火傷） |
| **C** ||||
| cachexia | 悪液質，カヘキシー | cancer ～（癌性悪液質）/ pituitary ～（下垂体性悪液質） |
| cancer | 癌 | advanced（early）cancer（進行（早期）癌）/ ～ chemotherapy（癌化学療法）/ ～ nest（癌巣）/ ～ patient（癌患者）/ ～ recurrence（癌再発）/ ～ screening（癌スクリーニング）/ ～ therapy（癌治療）/ ～ ward（癌病棟） |
| capillary | 毛細（血）管 | ～ vessel（毛細血管） |
| carcinogen | 発癌物質 | chemical ～（化学的発癌物質） |
| carcinogenesis | 発癌 | multifactorial ～（多因子発癌） |
| carcinogenic | 発癌性の | ～ agent（発癌物質）/ ～ factor（発癌因子） |
| carcinoma | 癌（腫） | adeno～（腺癌）/ anaplastic ～（未分化癌）/ gastric ～（胃癌）/ hepatic ～（肝癌）/ intraepithelial ～（～ in situ）（上皮内癌）/ invasive ～（浸潤癌）/ solid ～（充実性癌）/ ～ undifferentiated（well-differentiated）～（未分化（分化）癌） |
| carcinomatous | 癌（性）の | ～ implant（癌細胞移植）/ ～ invasion（癌性浸潤）/ ～ meningitis（癌性髄膜炎）/ ～ peritonitis（癌性腹膜炎）/ ～ pleurisy（癌性胸膜炎）/ ～ tissue（癌性組織） |
| cardiac | 心（臓）の | ～ apex（心尖）/ ～ arrest（心停止）/ ～ arrhythmia（心不整脈）/ ～ asthma（心臓喘息）/ ～ catheter（catheterization）（心臓カテーテル（法））/ ～ defibrillator（心臓除細動器）/ ～ failure（心不全）/ ～ massage（心マッサージ）/ ～ murmur（心雑音）/ ～ patient（心臓病患者）/ ～ valve（心臓弁）/ ～ ventricle（心室） |
| cardiopulmonary | 心肺の | ～ arrest（bypass, dysfunction）（心肺停止（バイパス，不全））/ ～ resuscitation（CPR）（心肺蘇生術） |
| cardiovascular | 心血管の | ～ circulation（collapse）（心肺循環（虚脱））/ ～ surgery（心血管外科）/ ～ system（心血管系） |
| carotid | 頚動脈の | ～ artery（頚動脈）/ ～ artery pulse（頚動脈拍（動））　※頚静脈は jugular vein |
| cartilage | 軟骨 | articular ～（関節軟骨）/ nasal ～（鼻軟骨）/ patellar ～（膝蓋軟骨） |
| cataract | 白内障 | atopic ～（アトピー性白内障）/ diabetic ～（糖尿病性白内障）/ rubella ～（風疹白内障）/ senile ～（老人性白内障） |
| catheter | カテーテル | balloon ～（バルーンカテーテル）/ balloon-tipped ～（バルーン付きカテーテル）/ bladder ～（膀胱カテーテル）/ cardiac ～（心カテーテル）/ central venous ～（中心静脈カテーテル）/ Foley ～（フォーリーカテーテル）/ indwelling ～（留置カテーテル）/ urethral ～（尿道カテーテル） |
| catheterization | カテーテル法 | cardiac ～（心カテーテル法）/ urethral ～（尿道カテーテル法） |
| cautery | 焼灼 | ～ instrument（焼灼器）/ chemical ～（化学焼灼）/ electric ～（電気焼灼） |

| 用　語 | 意　味 | 用例および関連語 |
|---|---|---|
| cecum | 盲腸 | ileo〜(回盲部) / mobile 〜(〜 mobile)(移動盲腸) |
| cell | 細胞 | ameboid 〜(アメーバー様細胞) / basal 〜(基底細胞) / cancer 〜(癌細胞) / 〜 culture(細胞培養) / 〜 division(細胞分裂) / 〜 growth(細胞増殖) / 〜 membrane(細胞膜) / 〜 nucleus(細胞核) |
| central | 中心(性)の，中枢の | 〜 alopecia(中心性脱毛症) / 〜 laboratory(中央検査室) / 〜 nervous system(CNS)(中枢神経系) / 〜 venous pressure(CVP)(中心静脈圧) / 〜 supply(中央材料部，セントラルサプライ) / 〜 scotoma(中心暗点) / 〜 vision(中心視力) |
| cerebellar | 小脳の | ※ cerebellum(小脳) // 〜 ataxia(小脳性運動失調) / 〜 hemisphere(小脳半球) |
| cerebral | 大脳の | ※ cerebrum(大脳) // 〜 apoplexy(脳卒中) / 〜 concussion(脳振盪) / 〜 cortex(大脳皮質) / 〜(brain)edema(脳浮腫) / 〜 hemorrhage(脳出血) / 〜 infarction(脳梗塞) / 〜 ischemia(脳虚血) / 〜 palsy(CP)(脳性麻痺) / 〜 stroke(脳卒中) |
| cerebrospinal | 脳脊髄の | 〜 fluid(CSF)(脳脊髄液) / 〜 meningitis(脳脊髄膜炎) / 〜 pressure(脳脊髄圧) |
| cerebrovascular | 脳血管の | 〜 accident(CVA)(脳血管障害，脳卒中) / 〜 dementia(脳血管性認知症) |
| cervical | (子宮)頚部の，頚椎の | 〜 cancer(carcinoma)(子宮頚癌) / 〜 cytology(子宮頚部細胞診) / 〜 erosion(子宮頚部びらん) / 〜 smear(子宮頚部スミア) / 〜 spine(C-spine)(頚椎) / 〜 vertebrae(頚椎) |
| cesarean section | 帝王切開，帝切 | ※ C-section, C/S(略) // 〜 delivery(C-section delivery)(帝王切開分娩) / emergency 〜(緊急帝王切開) / previous 〜(前回帝王切開) / primary 〜(初回帝王切開) / repeat 〜(反復帝王切開) |
| chart | カルテ，チャート，図表 | ※ = medical record // anesthesia 〜(麻酔記録) / bar 〜(棒グラフ) / 〜ing(病歴記録を書き入れること) / flow 〜(流れ図，フローチャート) / 〜 cart(病歴運搬車) |
| chemotherapy | 化学療法 | adjuvant 〜(補助化学療法) / cancer 〜(癌化学療法) / combination 〜(多剤併用化学療法) / intensive 〜(強力化学療法) / maintenance 〜(維持化学療法) / postoperative(preoperative)〜(術後(術前)化学療法) |
| chest | 胸部 | 〜 circumference(胸囲) / 〜 pain(胸痛) / 〜 wall(胸壁) / 〜 X-ray diagnosis(胸部 X 線診断) |
| chief complaint(CC) | 主訴 | |
| childhood | 小児期 | 〜 asthma(小児喘息) / 〜 cancer(小児癌) / 〜 disease(小児病) / from (since)〜(子どもの頃から) / usual 〜 disease(UCHD)(一般小児病) |
| children(pl) | 小児 | ※ schoolchildren(学童) // 〜's aspirin(小児用アスピリン) / 〜's dosage(小児薬用量) |
| chromosome | 染色体 | autosomal 〜(常染色体) / 〜 analysis(染色体分析) / 〜 number(染色体数) / 〜 pair(染色体対) / female sex 〜(女性性染色体) / human 〜(ヒト染色体) / sex 〜(性染色体) / X(Y)〜(X(Y)染色体) |
| chronic | 慢性の | 〜(acute)disease(慢性(急性)疾患) / 〜 fatigue syndrome(慢性疲労症候群) / 〜 infection(慢性感染症) / 〜 inflammation(慢性炎症) / 〜 stage(慢性期) |

| 用 語 | 意 味 | 用例および関連語 |
|---|---|---|
| circulation | (血液)循環 | blood ～(血液循環) / cerebral ～(脳循環) / coronary ～(冠循環) / collateral ～(副行循環) / fetal ～(胎児循環) / peripheral ～(末梢循環) / placental ～(胎盤循環) / portal ～(門脈循環) / systemic ～(体循環) / umbilical ～(臍帯循環) |
| circulatory | 循環の | ～ arrest(循環停止) / ～collapse(循環虚脱) / ～ failure(循環不全) / ～ organ(循環器) / ～ system(循環系) |
| cirrhosis | 硬変 | alcoholic liver ～(アルコール性肝硬変) / biliary liver ～(胆汁性肝硬変) |
| clamp | 鉗子 | hemostatic ～(止血鉗子) / intestinal ～(腸鉗子) / Kocher ～(コッヘル鉗子) / mosquito ～(モスキート鉗子) / towel ～(布鉗子) |
| claudication | 跛行 | intermittent ～(間欠性跛行) / painful ～(疼痛性跛行) |
| clavicle | 鎖骨 | ※ collarbone(鎖骨)ともいう // ～ fracture(鎖骨骨折) |
| climacteric | 更年期(の) | ～ bleeding(更年期出血) / ～ disorder(更年期障害) / ～ symptom(更年期症状) |
| clinical | 臨床の | ～ conference(臨床検討会) / ～ course(臨床経過) / ～ diagnosis(臨床診断) / ～ finding(臨床所見) / ～ laboratory(臨床検査室) / ～ lecture(臨床講義) / ～ study(臨床研究) |
| clot | 凝血塊, 凝固する | blood ～(凝血塊) / ～ting factor(凝固因子) / ～ting time(凝固時間) / ～ retraction time(血餅退縮時間) |
| cloudy | 濁った | ～ swelling(混濁腫脹) / ～ urine(混濁尿) |
| coagulation | 凝固 | ※ coagulate(凝固する) // blood ～(血液凝固) / disseminated intravascular ～(DIC)(播種性血管内血液凝固) / ～ factor(凝固因子) / ～ time(凝固時間) / electro～(電気凝固法) |
| coagulopathy | 凝固障害 | consumption ～(消費性凝固障害) / disseminated intravascular ～(DIC)(播種性血管内血液凝固症候群) |
| cognitive | 認知の, 認識の | ～ function(認知機能) / ～ impairment(認知障害) / mild ～ impairment(MCI)(軽度認知障害) |
| colic | 仙痛, 結腸の | ※ colicky pain(仙痛) // gastric(gallstone, lead)～(胃(胆石, 鉛)疝痛) / ～ artery(結腸動脈) |
| collateral | 副行の, 側枝 | ～ artery(vessel)(側副動脈(血管)) / ～ circulation(副行循環, 側副血行) |
| colon | 結腸 | ascending ～(上行結腸) / descending ～(下行結腸) / irritable ～(過敏結腸) / sigmoid ～(S字状結腸) / transverse ～(横行結腸) |
| color blindness | 色盲 | ～ test chart(色盲検査表) |
| colostomy | 人工肛門形成術 | ～ bag(結腸瘻バッグ) / sigmoid ～(S状結腸人工肛門形成術) |
| coma | 昏睡 | diabetic ～(糖尿病性昏睡) / hepatic ～(肝性昏睡) / hypoglycemic ～(低血糖性昏睡) / in deep ～(深い昏睡に) |
| comatose | 昏睡(状態)の | ～ patient(昏睡状態の患者) / mild ～ state(軽度の昏睡状態) |
| compensatory | 代償性の | ～ hyperfunction(代償性機能亢進) / ～ hyperplasia(代償性過形成) / ～ hypertrophy(代償性肥大) |
| complication | 合併症 | common(rare)～(よく見られる(まれな)合併症) / diabetic ～(糖尿病合併症) / postoperative ～(術後合併症) / surgical ～(外科合併症) |
| compression | 圧迫 | ～ atelectasis(圧迫性無気肺) / ～ atrophy(圧迫萎縮) / ～ bandage(圧迫包帯) / ～ fracture(圧迫骨折) / digital ～(用指圧迫) / manual ～(用手圧迫) / umbilical cord ～(臍帯圧迫) |
| concussion | 振盪 | brain(cerebral)～(脳振盪) / spinal cord ～(脊髄振盪) |

| 用　語 | 意　味 | 用例および関連語 |
|---|---|---|
| congenital | 先天性の | 〜 anomaly（malformation）（先天異常，先天奇形）/ 〜 heart disease（先天性心疾患）/ 〜 rubella syndrome（先天性風疹症候群） |
| congestive | うっ血性の | 〜 cardiomyopathy（うっ血性心筋症）/ 〜 heart failure（うっ血性心不全）/ 〜 hepatomegaly（うっ血性肝腫大） |
| connective tissue | 結合組織 | dense（loose）〜（緻密（疎性）結合組織）/ fibrous 〜（線維性結合組織） |
| conscious | 意識のある | ※ self-conscious（自己意識過剰の），subconscious（意識下の），unconscious（無意識の）// become 〜（意識を回復する）/ cancer-〜 diet（癌を意識した食事）/ 〜（unconscious）patient（意識のある（無意識の）患者）/ 〜 victim（意識のある犠牲者） |
| conscious-ness | 意識 | impaired 〜（意識障害）/ level of 〜（意識水準）/ loss of 〜（意識喪失）/ sub〜（潜在意識）/ un〜（無意識） |
| consent | 承諾，同意 | 〜 form（同意書）/ informed 〜（インフォームドコンセント） |
| conservative | 保存的な，保守的な | 〜 attitude（management）（保存的態度（管理））/ 〜 surgery（保存手術）/ 〜 therapy（treatment）（保存療法）/ 〜 thinking（保存的な考え） |
| constipation | 便秘 | ※ constipated patient（便秘患者）// chronic 〜（慢性便秘）/ habitual 〜（常習便秘）/ obstinate 〜（頑固な便秘） |
| contamination | 汚染 | bacterial 〜（細菌汚染）/ environmental 〜（環境汚染）/ food 〜（食物汚染）/ radioactive 〜（放射能汚染） |
| contraception | 避妊 | 〜 counseling（受胎調節カウンセリング）/ 〜 ring（避妊リング）/ oral 〜（経口避妊）/ hormonal 〜（ホルモン避妊） |
| contraceptive | 避妊の，避妊薬 | 〜 device（避妊装置）/ 〜 drug（避妊薬）/ 〜 jelly（避妊ジェリー）/ intrauterine 〜 device（IUCD）（子宮内避妊装置）/ oral 〜（経口避妊薬） |
| contraindica-tion | 禁忌，配合禁忌 | absolute 〜（絶対的禁忌）/ 〜 to drug X（X 薬の禁忌）/ 〜 to this surgery（この手術の禁忌） |
| convalescence | 回復期 | long（short）〜（長い（短い）回復期） |
| convalescent | 回復期の，〜患者 | 〜 patient（回復期の患者）/ 〜 plasma（回復期血漿）/ 〜 stage（回復期） |
| convulsion | 痙攣 | clonic 〜（間代性痙攣）/ eclamptic 〜（子癇痙攣）/ febrile 〜（熱性痙攣）/ generalized 〜（全身性痙攣）/ hysterical（hysteroid）〜（ヒステリー性（様）痙攣）/ neonatal 〜（新生児痙攣）/ tetanic 〜（テタニー様痙攣） |
| convulsive | 痙攣の | ※ anti〜（抗痙攣性の）// 〜 disorder（痙攣性疾患）/ 〜 seizure（痙攣発作） |
| cornea | 角膜 | clouding of 〜（角膜混濁）/ dry 〜（乾燥角膜） |
| corneal | 角膜の | 〜 clouding（角膜混濁）/ 〜 epithelium（角膜上皮）/ 〜 erosion（角膜びらん）/ 〜 grafting（角膜移植）/ 〜 herpes（角膜ヘルペス）/ 〜 reflex（角膜反射）/ 〜 ulcer（角膜潰瘍） |
| coronary | 冠状の | 〜 angiography（冠動脈造影）/ 〜 arteriosclerosis（冠動脈硬化症）/ 〜 artery disease（冠動脈疾患）/ 〜 care unit（CCU）（冠動脈疾患監視病棟，コロナリケアユニット）/ 〜 failure（冠不全）/ 〜 insufficiency（冠不全） |
| cortex | 皮質 | adrenal 〜（副腎皮質）/ cerebellar 〜（小脳皮質）/ cerebral 〜（大脳皮質）/ frontal lobe 〜（前頭葉皮質） |
| cranial | 頭蓋の | ※ intra〜（頭蓋内の）// 〜 base（頭蓋底）/ 〜 bone（頭蓋骨）/ 〜 cavity（頭蓋腔）/ 〜 nerve（脳神経）/ 〜 suture（頭蓋縫合） |
| craniotomy | 開頭術 | emergency 〜（緊急開頭術） |

| 用語 | 意味 | 用例および関連語 |
|---|---|---|
| culture | 培養 | aerobic(anaerobic)～(好気性(嫌気性)培養) / agar ～(寒天培養) / bacterial ～(細菌培養) / blood ～(血液培養) / cell ～(細胞培養) / ～ medium(s)，～ media(pl)(培地) / ～-negative pyuria(培養陰性の膿尿) / pure ～(純培養) / tissue ～(組織培養) |
| cutdown | 血管切開，静脈切開 | ※(phlebotomy, venesection, venotomy) 静脈切開 // venous ～(静脈切開) |
| cyanotic | チアノーゼの | ※ cyanosis(チアノーゼ) // ～ congenital heart disease(チアノーゼ性先天性心疾患) / ～ patient(チアノーゼの患者) |
| cyst | 囊胞，囊腫 | chocolate ～(チョコレート囊胞) / dermoid ～(皮様囊腫) / follicular ～(卵胞囊胞) / mucinous(serous)～(ムチン性(漿液性)囊胞) / multilocular(unilocular)～(多房性(単房性)囊胞) / ovarian ～(卵巣囊胞，囊腫) |
| cystitis | 膀胱炎 | ※ chole～(胆囊炎) // bacterial ～(細菌性膀胱炎) / viral ～(ウイルス性膀胱炎) |
| cystoscope | 膀胱鏡 | ※ cystoscopy(膀胱鏡検査) |
| cytology | 細胞学，細胞診 | aspiration ～(吸引細胞診) / exfoliative ～(剥離細胞診) / cervical ～(子宮頚部細胞診) / hematological ～(血液細胞学) |
| cytoplasm | 細胞質 | |

| | | **D** |
|---|---|---|
| dead | 死の | brain-～ patient(脳死患者) / ～ end(行き止り) / ～ on arrival(DOA)(到着時死亡) / ～ space(死腔) |
| death | 死亡 | accidental ～(事故死) / bleed to ～(出血で死ぬ) / brain stem ～(脳幹死) / ～ bed(臨終の床) / brain(cerebral)～(脳死) / ～ certificate(死亡証明書) / ～ with dignity(尊厳死) / ～ rate(死亡率) |
| deep | 深部の，深い | ※ depth(深さ，深度) // ～ breath(ing)(深呼吸)　※ take a ～ breath(深呼吸する) / ～ radiotherapy(深部放射線治療) / ～-seated tumor(深在腫瘍) / ～ tendon reflex(DTR)(深部腱反射) / ～ vein thrombosis(DVT)(深部静脈血栓症) |
| defecation | 排便 | ～ desire(便意) / normal ～(正常排便) / obstructed ～(排便閉塞) / urgency of ～(排便促迫) |
| defibrillation | 除細動 | ※ defibrillator(除細動器) |
| degeneration | 変性 | cystic ～(囊胞変性) / fatty ～(脂肪変性) / fibrinoid ～(フィブリノイド変性) / macular ～(黄斑変性) / red ～(赤色変性) |
| dehydrated | 脱水した | ～ alcohol(無水アルコール) / ～ patient(脱水症の患者) / ～state(脱水状態) / ※ The patient was ～.(患者は脱水していた) |
| dehydration | 脱水症 | ～ fever(脱水熱) / mild(moderate, severe)～(軽度の(中等度の，高度の)脱水) / risk of ～(脱水の危険) |
| delirium | せん妄 | alcoholic ～(アルコールせん妄) / senile ～(老人性せん妄) / ～ tremens(振戦せん妄) |
| delusion | 妄想 | ～ of grandeur(expansive ～)(誇大妄想) / ～ of persecution(被害妄想) / paranoid ～(パラノイア様妄想) |
| dementia | 認知症 | Alzheimer ～(アルツハイマー型認知症) / paralytic ～(麻痺性認知症) / senile ～(老年認知症) |
| depression | うつ病 | ※ depressive psychosis(うつ病) // anxiety ～(不安うつ病) / immuno～(免疫抑制) / postpartum ～(産後うつ病) / senile ～(老年期うつ病) |

| 用 語 | 意 味 | 用例および関連語 |
|---|---|---|
| dermatitis | 皮膚炎 | allergic ～(アレルギー性皮膚炎) / atopic ～(アトピー性皮膚炎) / contact ～(接触皮膚炎) / cosmetic ～(化粧品性皮膚炎) / erythro～(紅斑性皮膚炎) / radiation ～(放射線皮膚炎) |
| diabetes mellitus(DM) | 糖尿病 | brittle ～(不安定糖尿病) / insulin-dependent ～(インスリン依存性糖尿病) / juvenile ～(若年性糖尿病) / labile ～(不安定型糖尿病) / type I (II)～(I(II)型糖尿病) |
| diabetic | 糖尿病の | ～ cataract(糖尿病性白内障) / ～ coma(糖尿病性昏睡) / ～ complication(糖尿病合併症) / ～ diet(糖尿病食) / ～ hyperglycemia(糖尿病性高血糖) / ～ ketoacidosis(糖尿病性ケトアシドーシス) / ～ retinopathy(糖尿病性網膜症) |
| diagnosis | 診断 | antenatal ～(出生前診断) / clinical ～(臨床診断) / cytologic ～(細胞診) / ～ by exclusion(除外診断) / differential ～(DD)(鑑別診断) / false negative(positive)～(偽陰(陽)性診断) / final ～(最終診断) / histological ～(組織診断) / mis～(誤診) / pathological ～(病理診断) / ultrasonic (ultrasound)～(超音波診断) / X-ray ～(X線診断) |
| diagnostic | 診断(上)の | ～ accuracy(診断精度) / ～ criteria(診断基準) / ～ laparoscopy(診断的腹腔鏡検査) / ～ laparotomy(診断的開腹術) / ～ routine(診断ルーチン) / ～ test(診断検査) |
| dialysis | 透析 | extracorporeal ～(体外透析) / hemo～(血液透析) / peritoneal ～(腹膜透析) |
| diaphragm | 横隔膜, 隔膜 | pelvic ～(骨盤隔膜) / urogenital ～(尿生殖隔膜) |
| diaphragmatic | 横隔膜の | ※ sub～ abscess(横隔膜下膿瘍) // ～ hernia(横隔膜ヘルニア) |
| diarrhea | 下痢 | allergic ～(アレルギー性下痢) / infantile ～(小児下痢症) / mucous ～(粘液性下痢) / nervous ～(神経性下痢) / traveler's ～(旅行者下痢症) / watery ～(水様便) |
| diarrheal | 下痢の | ～ disease(下痢症) / ～ stool(下痢便) |
| diastolic | 拡張期の | ※ diastole(拡張期) // ～ blood pressure(拡張期血圧, 最小血圧) / ～ hypertension(拡張期高血圧症) / ～ murmur(拡張期雑音) |
| diet | 食事 | ※ dietician(栄養士) // cardiac ～(心臓病食) / cereal ～(穀物食) / ～ therapy for gout(liver disease)(痛風(肝臓病)の食餌療法) / fluid ～(流動食) / high protein ～(高蛋白食) / well-balanced ～(バランスのよくとれた食事) |
| dietary | 食事(性)の | ～ fiber(食物線維) / ～ habit(食習慣) / ～ protein(食事蛋白質) / ～ restriction(食事制限) |
| digestive | 消化の | ※ digestion(消化) // ～ enzyme(消化酵素) / ～ function(消化機能) / ～ juice(消化液) / ～ system(消化系) / lower ～ tract(下部消化管) |
| digitalis | ジギタリス | ※ digitalization(ジギタリス化) // ～ intoxication(ジギタリス中毒) / ～ therapy(ジギタリス療法) |
| dilatation | 拡張, 拡大 | atrial(ventricular)～(心房(心室)拡張) / cardiac ～(心拡張) / ～ and curettage(D & C)(子宮内容掻爬術) / gastric ～(胃拡張) / vaso～(血管拡張) |
| discharge ① | 退院 | ～ from hospital(退院) / ～ card(退院票) / ～ note(退院記録) / early ～(早期退院) |
| discharge ② | 分泌物, 帯下 | bloody vaginal ～(血性帯下) / ear ～(耳漏, 耳だれ) / menstrual ～(月経) / nasal ～(鼻汁) / nipple ～(乳頭分泌) / pus ～(排膿) / vaginal ～(腟帯下) |
| discharge ③ | 流出, 放出 | corona ～(コロナ放電) / electric ～(放電) |

| 用　語 | 意　味 | 用例および関連語 |
|---|---|---|
| disease | 病気，疾患 | allergic 〜（アレルギー疾患）/ atopic 〜（アトピー性疾患）/ blood (bowel, collagen) 〜（血液（腸，膠原）病）/ congenital heart 〜（先天性心疾患）/ 〜 prevention（疾病予防）/ 〜 registry（疾病登録） |
| disinfection | 消毒 | ※ disinfect（消毒する）// boiling 〜（煮沸消毒）/ chemical 〜（化学的消毒）/ hand 〜（手の消毒）/ skin 〜（皮膚の消毒）/ steam 〜（蒸気消毒） |
| dislocation | 脱臼 | congenital hip 〜（先天性股関節脱臼）/ 〜 fracture（脱臼骨折）/ habitual 〜（習慣性脱臼）/ joint 〜（関節脱臼）/ knee joint 〜（膝関節脱臼）/ manual reduction of 〜（脱臼用手整復法）/ shoulder joint 〜（肩関節脱臼） |
| dissemination | 播種，伝播 | ※ disseminate（播種する，広める）// blood-borne 〜（血行播種）/ he-matogenous 〜（血行播種）/ information 〜（情報伝播）/ lymphogenous 〜（リンパ行性播種） |
| distant | 遠隔の | 〜 metastasis（遠隔転移）/ 〜 control（遠隔制御）/ 〜 effect（遠隔効果） |
| distention | 膨張，膨隆 | ※ distend（膨張させる）// abdominal 〜（腹部膨隆）/ neck vein 〜（頚部静脈膨隆） |
| distilled water | 蒸留水 | sterile 〜（滅菌蒸留水） |
| diuresis | 利尿 | ※ diuretic（利尿（の，薬））// alcohol 〜（アルコール利尿）/ anti〜（抗利尿）/ osmotic 〜（浸透圧利尿） |
| diuretic | 利尿の，利尿剤 | ※ anti〜（抗利尿薬）// cardiotonic 〜（強心利尿薬）/ 〜 action（利尿作用）/ 〜 drug（利尿薬）/ mercurial 〜（水銀利尿剤）/ osmotic 〜（浸透性利尿薬） |
| diverticulum | 憩室 | 〜 hernia（憩室ヘルニア）/ duodenal 〜（十二指腸憩室）/ esophageal 〜（食道憩室）/ Meckel's 〜（メッケル憩室） |
| dizzy | めまいがする | ※ dizziness（めまい）// 〜 feeling（めまい感）/ 〜 spell（立ちくらみ，めまい発作）/ feel 〜（めまいがする） |
| dominant | 優性の | 〜 character（優性形質）/ 〜 eye（利き目）/ 〜 gene（優性遺伝子）/ 〜 hemisphere（優性半球）/ 〜 inheritance（優生遺伝）/ 〜 mutation（優性突然変異） |
| donor | ドナー | bone marrow 〜 registry（骨髄バンク）/ 〜 card（ドナーカード）/ blood 〜（供血者）/ skin 〜（皮膚弁供給者）/ universal 〜（万能供血者） |
| drainage | 排液，ドレナージ | continuous suction 〜（持続吸引ドレナージ）/ 〜 tube（排液管，ドレナージ管）/ incision and 〜（I&D）（切開排膿）/ postural 〜（体位ドレナージ） |
| dressing | 包帯（法），ドレッシング | 〜 change（包帯交換）/ eye 〜（眼帯）/ pressure 〜（圧迫包帯）/ sterile 〜（滅菌包帯） |
| drip | 点滴 | continuous 〜 infusion（持続点滴）/ intravenous（IV）heparin 〜（ヘパリン点滴静注）/ postnasal 〜（後鼻漏） |
| drug | 薬物 | addictive 〜（耽溺薬）/ antacid 〜（制酸剤）/ antagonistic 〜（拮抗薬）/ adverse 〜 effect（薬剤副作用）/ anesthetic 〜（麻酔薬）/ antianginal 〜（抗狭心症薬）/ arthritis 〜（関節炎の薬）/ 〜 abuse（薬物乱用）/ 〜 allergy（薬物アレルギー）/ 〜 intoxication（薬物中毒）/ 〜 rash（薬疹）/ 〜 resistance（薬剤耐性） |
| duodenal | 十二指腸の | ※ duodenum（十二指腸）// 〜 atresia（十二指腸閉鎖症）/ 〜 obstruction（十二指腸閉塞）/ 〜 stenosis（十二指腸狭窄）/ 〜 ulcer（十二指腸潰瘍） |
| dysfunction | 機能不全，機能障害 | ※ dysfunctional（機能不全の）// gastrointestinal 〜（胃腸障害）/ gonadal 〜（性腺機能不全）/ ovarian 〜（卵巣機能不全）/ placental 〜（胎盤機能不全）/ vasomotor 〜（血管運動機能障害） |

| 用 語 | 意 味 | 用例および関連語 |
|---|---|---|
| dysfunctional | 機能障害性の | 〜 uterine bleeding（DUB）（機能性子宮出血）/ 〜 ovaries（機能障害性卵巣） |
| dysmenorrhea | 月経困難症 | functional 〜（機能性月経困難症）/ primary（secondary）〜（原発性（続発性）月経困難症）/ spasmodic 〜（痙攣性月経困難症） |
| dyspepsia | 消化不良 | atonic 〜（無緊張性消化不良）/ functional 〜（機能性消化不良）/ nervous 〜（神経性消化不良） |
| dyaphagia | 嚥下障害 | esophageal 〜（食道性嚥下障害）/ oropharyngeal 〜（口腔咽頭性嚥下困難）/ persistent 〜（持続性嚥下障害）/ 〜 treatment（嚥下障害治療） |
| dysplasia | 異形成，形成異常 | bronchopulmonary 〜（気管支肺異形成）/ cervical 〜（子宮頚部異形成）/ macular 〜（黄斑異形成） |
| dysplastic | 異形成の，形成不全の | 〜 lesion（異形成病巣）/ 〜 nevus（形成異常性母斑） |
| dyspnea | 呼吸困難 | ※ dyspneic（呼吸困難の）// cardiac 〜（心臓性呼吸困難）/ expiratory（inspiratory）〜（呼気性（吸気性）呼吸困難）/ nocturnal 〜（夜間呼吸困難）/ paroxysmal 〜（発作性呼吸困難） |
| dysuria | 排尿障害 | mild 〜（軽度排尿障害）/ spastic 〜（痙攣性排尿障害）/ transient 〜（一過性排尿困難） |
| | | **E** |
| earache | 耳痛 | persistent 〜（頑固な耳痛） |
| eardrum | 鼓膜 | perforated 〜（穴が開いた鼓膜）/ perforation of 〜（鼓膜穿孔） |
| early | 早期の | 〜 cancer（早期癌）/ 〜 detection（早期発見）/ 〜 diagnosis（早期診断）/ 〜 stage（早期）/ 〜 treatment（早期治療）/ 〜 warning（初期警告） |
| E.coli | 大腸菌 | 〜 infection（大腸菌感染）/ enteropathogenic 〜（病原大腸菌） |
| ecchymosis | 斑状出血 | subconjunctival 〜（結膜下斑状出血） |
| eclampsia | 子癇 | ※ pre〜（子癇前症）// antepartum 〜（妊娠子癇）/ intrapartum 〜（分娩子癇）/ postpartum 〜（分娩後弛緩） |
| ectopic | 異所性の | atrial（ventricular）〜 beat（心房性（心室性）異所性拍動）/ hormone production（異所性ホルモン産出）/ ruptured 〜 pregnancy（子宮外妊娠破裂）/ 〜 struma（goiter）（異所性甲状腺腫） |
| eczema | 湿疹 | allergic 〜（アレルギー性湿疹）/ anal 〜（肛門湿疹）/ atopic 〜（アトピー性湿疹）/ facial 〜（顔面湿疹） |
| eczematous | 湿疹（性）の | ※ eczematoid（湿疹様の）// 〜 dermatitis（湿疹性皮膚炎） |
| edema | 浮腫，水腫 | brain（cerebral）〜（脳浮腫）/ lymph〜（リンパ浮腫）/ myx〜（粘液水腫）/ papill〜（うっ血乳頭）/ pitting 〜（圧痕浮腫）/ pulmonary 〜（肺水腫） |
| edematous | 浮腫状の | 〜 face（hand）（腫れた顔（手））/ 〜 swelling（浮腫状腫脹） |
| electrolyte | 電解質 | 〜 balance（電解質平衡）/ 〜 imbalance（電解質不均衡）/ 〜 metabolism（電解質代謝） |
| embolism | 塞栓症 | ※ embolus（単），emboli（複）（塞栓）// amniotic fluid 〜（羊水塞栓症）/ cerebral 〜（脳塞栓症）/ fat 〜（脂肪塞栓症）/ pulmonary 〜（肺塞栓症）/ thrombo〜（血栓塞栓症）/ venous 〜（静脈塞栓症） |
| embryo | 胎芽 | 〜genesis（胚形成）/ 〜 cell（胚細胞）/ human 〜（ヒト胚） |
| embryonic | 胚（芽）の | 〜 age（胎齢）/ 〜 stem cell（胚幹細胞） |

| 用　語 | 意　味 | 用例および関連語 |
|---|---|---|
| emergency | 緊急，救急 | 〜 cesarean section（緊急帝王切開）/ 〜 department（救急部）/ 〜 hospital admission（救急病院入院）/ 〜 laparotomy（緊急開腹術）/ 〜 operation（surgery）（救急手術）/ 〜 room（ER）（救急室）/ 〜 clinical test（緊急検査）/ 〜 treatment（救急処置，応急処置）/ 〜 ward（救急病棟）/ medical（surgical）〜（内科（外科）救急） |
| emesis | 嘔吐 | 〜 basin（膿盆）/ hemat〜（吐血）/ hyper〜 of pregnancy（悪阻） |
| emphysema | （肺）気腫 | chronic pulmonary 〜（慢性肺気腫）/ obstructive 〜（閉塞性肺気腫） |
| empyema | 蓄膿，膿胸 | thoracic 〜（膿胸）/ tuberculous 〜（結核性膿胸） |
| encephalitis | 脳炎 | herpes 〜（ヘルペス脳炎）/ Japanese 〜（日本脳炎）/ viral 〜（ウイルス性脳炎） |
| encephaloma-lacia | 脳軟化症 | |
| encephalopa-thy | 脳症 | diabetic 〜（糖尿病性脳症）/ HIV 〜（HIV 脳症）/ hypoxic 〜（低酸素性脳症）/ traumatic 〜（外傷性脳症） |
| endemic | 風土病の | 〜 disease（風土病）/ 〜 goiter（地方性甲状腺腫） |
| endocarditis | 心内膜炎 | rheumatic 〜（リウマチ性心内膜炎）/ septic 〜（敗血症性心内膜炎）/ streptococcal 〜（連鎖球菌性心内膜炎）/ subacute bacterial 〜（SBE）（亜急性細菌性心内膜炎） |
| endocrine | 内分泌の | ※ endocrinopathy（内分泌障害）// 〜 disease（内分泌疾患）/ 〜 organ（内分泌臓器）/ 〜 system（内分泌系） |
| endometrial | 子宮内膜の | 〜 hyperplasia（子宮内膜増殖症）/ 〜 polyp（子宮内膜ポリープ）/ 〜 smear（子宮内膜スミア）/ 〜 adenocarcinoma（子宮内膜腺癌） |
| endometrium | 子宮内膜 | proliferative（secretory）〜（増殖期（分泌期）子宮内膜） |
| endometriosis | 子宮内膜症，エンドメトリオーシス | 〜 pain（子宮内膜症痛）/ 〜 symptom（子宮内膜症症状）/ mild 〜（軽度の子宮内膜症）/ ovarian 〜（卵巣子宮内膜症）/ pelvic 〜（骨盤内子宮内膜症） |
| endoscopic | 内視鏡の | ※ endoscope, endoscopy（内視鏡，内視鏡検査）// 〜 biopsy（内視鏡下生検）/ 〜 examination（内視鏡検査）/ 〜 operation（surgery）（内視鏡下手術） |
| enema | 浣腸 | barium 〜（バリウム注腸造影）/ contrast 〜（造影注腸）/ double contrast 〜（二重造影注腸）/ 〜 cleaning（腸洗浄）/ glycerine 〜（グリセリン浣腸） |
| epidemic | 流行病（の） | AIDS 〜（AIDS 流行）/ 〜 diarrhea（流行性下痢）/ 〜 disease（流行病）/ 〜 encephalitis（流行性脳炎）/ 〜 food poisoning（集団食中毒）/ 〜 hepatitis（流行性肝炎）/ 〜 parotitis（流行性耳下腺炎，おたふく風邪） |
| epidemiology | 疫学 | clinical 〜（臨床疫学）/ preventive 〜（予防疫学） |
| epidural | 硬膜外の | 〜 abscess（硬膜外膿瘍）/ 〜 anesthesia（硬膜外麻酔）/ 〜 block（硬膜外ブロック）/ 〜 hematoma（硬膜外血腫）/ 〜 space（硬膜外腔） |
| epigastric | 心窩部の | ※ epigastrium（心窩部）// 〜 discomfort（心窩部不快感）/ 〜 fossa（みぞおち）/ 〜 fullness（心窩部充満感）/ 〜 pain（心窩部痛） |
| epilepsy | てんかん | ※ epileptic seizure（てんかん発作）// childhood 〜（小児てんかん）/ genuine 〜（真性てんかん）/ grand mal（petit mal）〜（大発作（小発作）てんかん） |
| epistaxis | 鼻出血 | ※ = nose bleeding // profuse（recurrent）〜（大量（反復性）鼻出血） |
| epithelial | 上皮（性）の | 〜 cell（上皮細胞）/ 〜 tumor（上皮性腫瘍）/ intra〜 carcinoma（上皮内癌）/ squamous 〜 cell（扁平上皮細胞） |

| 用 語 | 意 味 | 用例および関連語 |
|---|---|---|
| erythema | 紅斑 | 〜 multiforme（多形性紅斑）/ 〜 nodosum（結節性紅斑） |
| erythematous | 紅斑（性）の | 〜 area（紅斑部）/ 〜 lesion（紅斑性病変）/ 〜 nodule（紅斑性小結節）/ 〜 papule（紅斑性丘疹）/ 〜 site（紅斑部位） |
| erythrocyte | 赤血球 | ※ erythroblast（赤芽球）// 〜 count（赤血球数）/ 〜 production（赤血球生成）/ 〜 sedimentation rate（ESR）（赤血球沈降速度，赤沈）/ human 〜（ヒト赤血球）/ hypochromic 〜（低ヘモグロビン性赤血球）/ immature 〜（未熟赤血球）/ nucleated 〜（有核赤血球） |
| esophageal | 食道の | 〜 atony（食道アトニー）/ 〜 cancer（食道癌）/ 〜 hiatal hernia（食道裂孔ヘルニア）/ 〜 varix（食道静脈瘤） |
| esophagus | 食道 | 〜 cancer（食道癌）/ 〜 stenosis（食道狭窄） |
| ethical | 倫理の | 〜 committee（倫理委員会）/ 〜 guideline（倫理指針）/ 〜 review board（倫理審査委員会）/ 〜 standards（倫理規準） |
| etiology | 病因（論） | bacterial（viral）〜（細菌性（ウイルス性）病因）/ cancer 〜（癌病因）/ unknown 〜（病因不明） |
| euthanasia | 安楽死 | ※ = mercy killing // active（passive）〜（積極的（消極的）安楽死）/ 〜 advocate（安楽死支持者）/ pet 〜（ペットの安楽死）/ supporter of 〜（安楽死支持者） |
| excision | 切除（術） | partial 〜（部分切除）/ total 〜（全切除）/ wedge 〜（楔状切除） |
| excisional | 切除の | 〜 biopsy（切除生検）/ 〜 lymph node biopsy（リンパ節切除生検） |
| exophthalmos | 眼球突出（症） | endocrine 〜（内分泌性眼球突出症）/ unilateral 〜（片側性眼球突出） |
| exploratory | 診査の，探査の | 〜 biopsy（診査生検）/ 〜 excision（診査切除）/ 〜 incision（診査切開）/ 〜laparotomy（試験開腹，診査開腹） |
| external | 外（部）の | 〜 appearance（外観）/ 〜 auditory canal（外耳道）/ 〜 bleeding（外出血）⇔ internal bleeding（内出血）/ 〜 genitalia（外性器，外陰部）/ 〜 surface（外面） |
| extubation | 抜管 | 〜 of an endotracheal tube（気管内チューブの抜管） |
| exudate | 滲出液 | ※ exudation（滲出）// inflammatory 〜（炎症性滲出液）/ pericardial 〜（心膜滲出液）/ pleural 〜（胸膜滲出液）/ purulent 〜（膿性滲出液） |
| eye | 眼 | artificial 〜（義眼）/ black 〜（眼瞼皮下出血）/ 〜ball（眼球）/ 〜 bandage（眼帯）/ 〜 drop（lotion）（点眼液）/ 〜 glasses（眼鏡）/ 〜 ground（眼底）/ 〜 lid（眼瞼）/ 〜 movement（眼球運動）/ 〜sight（視力）/ 〜strain（眼精疲労） |
| **F** | | |
| fainting | 失神 | ※ faint（失神する）// 〜 fit（失神発作，気絶）/ orthostatic 〜（起立性失神） |
| family history（FH） | 家族歴 | a 〜 of breast cancer（乳癌の家族歴）/ chronic hepatitis B 〜（慢性 B 型肝炎家族歴）/ 〜 assessment（家族歴査定） |
| fasting blood sugar（FBS） | 空腹時血糖 | 〜 level（空腹時血糖値） |
| fatal | 致命的な | 〜 accident（死亡事故）/ 〜 dose（致死量）/ 〜 error（mistake）（致命的なエラー）/ 〜 injury（wound）（致命傷）/ 〜（wound）（致命傷）/ 〜ity rate（致命率） |
| fatigue | 疲労 | eye 〜（眼精疲労）/ 〜 disease（疲労病）/ 〜 fracture（疲労骨折）/ mental 〜（精神的疲労） |
| febrile | 有熱の，熱性の | 〜（a〜）patient（有熱（無熱）患者）/ 〜 albuminuria（熱性蛋白尿）/ 〜 convulsion（seizure）（熱性痙攣）/ 〜 delirium（熱せん妄） |

| 用　語 | 意　味 | 用例および関連語 |
|---|---|---|
| fecal | 糞(便)の | ※ feces(糞(大便)) // ～ examination(検便) / ～ impaction(宿便，糞詰まり) / ～ incontinence(大便失禁) |
| fertilization | 受精，授精 | in vitro ～(IVF)(体外受精) / chances of ～(受精のチャンス) / ～ rate(受精率) / ～ success(受精成功) |
| fetal | 胎児の | ※ fetus(胎児) // ～ age(胎齢) / ～ anoxia(胎児無酸素症) / ～ arrhythmia(胎児不整脈) / ～ body weight(胎児体重) / ～ distress(胎児仮死) / ～ growth(胎児発育) / ～ head(児頭) / ～ heart rate(FHR)(胎児心拍数) / ～ heart sound(児心音) / ～ movement(胎動) / ～ position(胎位) / intrauterine ～ death(IUFD)(子宮内胎児死亡) |
| fever | 熱 | ～ of unknown origin(FUO)(不明熱) / hay ～(枯草熱) / mild(moderate, high)～(軽度(中等度，高度)の発熱) / rheumatic ～(リウマチ熱) / slight ～(微熱) / typhoid ～(腸チフス) / unexplained ～(不明熱) |
| fiber | 線維，ファイバー | collagen ～(膠原線維) / dietary ～(食物線維) / elastic ～(弾力線維) / nerve ～(神経線維) / optical ～(光ファイバー) |
| fibrillation | 細動 | ※ defibrillation(除細動) // atrial(auricular)～(心房細動) / ventricular ～(心室細動) |
| finding | 所見 | autopsy ～(剖検所見) / clinical ～(臨床所見) / hematological ～(血液所見) / laboratory ～(検査所見) / microscopic ～(顕微鏡所見) / physical ～(身体所見) / urinary ～(尿所見) / X-ray ～(X線所見) |
| first aid | 応急処置 | ～ kit(救急箱) |
| first-degree burn | 第 1 度火傷 | |
| fistula | 瘻(孔) | anal ～(痔瘻) / arteriovenous(A-V)～(動静脈瘻) / bronchial ～(気管支瘻) / duodenal ～(十二指腸瘻) / gastric ～(胃瘻) |
| fluid | 液 | amniotic ～(羊水) / body ～(体液) / cerebrospinal ～(CSF)(脳脊髄液) / hypertonic(hypotonic)～(高張(低張)液) / ～ intake and output(I&O)(水分出納) / ～ replacement(補液) / pleural ～(胸水) / spinal ～(脊髄液) |
| fluoroscopy | (X線)透視検査 | |
| flutter | 粗動 | atrial(auricular)～(心房粗動) / ventricular ～(心室粗動) |
| forceps | 鉗子 | biopsy ～(生検鉗子) / clamp ～(圧挫鉗子，クランプ鉗子) / clip ～(クリップ鉗子) / ～ delivery(鉗子分娩) / grasping ～(把持鉗子) / hemostatic ～(止血鉗子) / hooked ～(有鉤鉗子) / Kocher's ～(コッヘル鉗子) / mosquito ～(モスキート鉗子) / obstetric ～(産科鉗子) |
| foreign body | 異物 | esophageal ～(食道異物) / ～ embolism(異物塞栓症) |
| fracture | 骨折 | basal skull ～(骨盤底骨折) / complex ～(複雑骨折) / compound ～(複合骨折) / compression ～(圧迫骨折) / depressed skull ～(頭蓋陥没骨折) / fatigue ～(疲労骨折) / rib ～(肋骨骨折) |
| frozen | 凍結した | fresh ～ plasma(FFP)(新鮮凍結血漿) / ～ section diagnosis(凍結切片診断) / ～ shoulder(凍結肩，五十肩) |
| function | 機能 | ※ dys～(機能不全) // ～ test(機能検査) / liver ～ test(肝機能検査) / pulmonary ～(肺機能) / renal ～(腎機能) |
| functional | 機能の | ～ analysis(機能分析) / ～ disorder(機能障害) / ～ murmur(機能性心雑音) |
| fundus | 底部 | ～cope(眼底鏡) / ～ examination(眼底検査) / gastric ～(胃底) / ocular ～(眼底) / uterine ～(子宮底) |

| 用　語 | 意　味 | 用例および関連語 |
|---|---|---|
| **funduscope** | 眼底鏡 | ※ funduscopy（眼底鏡検査） |
| **fungal** | 真菌の | 〜 disease（真菌症）/ 〜 infection（真菌感染）/ 〜 meningitis（真菌性髄膜炎） |
| **fungus** | 真菌 | ※ fungi（複数形）// foot 〜（足真菌） |
| **G** | | |
| **gallbladder** | 胆嚢 | 〜 cancer（胆嚢癌）/ 〜 perforation（胆嚢穿孔） |
| **gallstone** | 胆石 | 〜 colic（胆石仙痛）/ silent 〜（無症候性胆石） |
| **gangrene** | 壊疽 | ※ gangrenus（壊疽性の）// arteriosclerotic 〜（動脈硬化性壊疽）/ diabetic 〜（糖尿病性壊疽）/ gas 〜（ガス壊疽）/ hemorrhagic 〜（出血性壊疽）/ pulmonary 〜（肺壊疽） |
| **gastric** | 胃の | 〜 acid（胃酸）/ 〜 atony（胃アトニー）/ 〜 cancer（carcinoma）（胃癌）/ 〜 content（胃内容）/ 〜 juice（胃液）/ 〜 irrigation（lavage）（胃洗浄）/ 〜 ulcer（胃潰瘍） |
| **gastritis** | 胃炎 | atrophic 〜（萎縮性胃炎）/ hemorrhagic 〜（出血性胃炎）/ hypertrophic 〜（肥厚性胃炎） |
| **gastrointestinal（GI）** | 胃腸の | 〜 bleeding（胃腸出血）/ 〜 symptom（胃腸症状）/ 〜 tract（胃腸管） |
| **gastroptosis** | 胃下垂 | |
| **gastrospasm** | 胃痙攣 | |
| **gene** | 遺伝子 | autosomal 〜（常染色体遺伝子）/ 〜 analysis（遺伝子分析）/ 〜 mutation（遺伝子突然変異）/ 〜 therapy（遺伝子療法） |
| **general** | 全身の | 〜 anesthesia（全身麻酔）/ 〜 circulation（全身循環，体循環）/ 〜 condition（全身状態）/ 〜 hospital（総合病院）/ 〜 malaise（全身倦怠感）/ 〜 practice（一般診療）/ 〜 practice physician（一般診療医）/ 〜 surgery（一般外科） |
| **generalized** | 全身性の | 〜 convulsion（全身性痙攣）/ 〜 infection（全身感染）/ 〜 paralysis（全身麻痺）/ 〜 peritonitis（汎発性腹膜炎）/ 〜 seizure（全身性発作）/ 〜 weakness（全身衰弱） |
| **genetic** | 遺伝（子）の | ※ genetics（遺伝学）// 〜 counseling（遺伝相談）/ 〜 disease（遺伝病）/ 〜 disorder（遺伝障害）/ 〜 test（遺伝子検査） |
| **genital** | 性器の，生殖器の | 〜 bleeding（性器出血）/ 〜 eczema（陰部湿疹）/ 〜 herpes（陰部ヘルペス）/ 〜 organ（性器）/ 〜 system（性器系） |
| **geriatric** | 老人（性）の | ※ geriatrics（老年医学），geriatrician（老人医学専門医）// 〜 hospital（老人病院）/ 〜 medicine（老年医学） |
| **gestational** | 妊娠の | ※ gestational（妊娠）// 〜 age（胎齢）/ 〜 diabetes（妊娠糖尿病）/ 〜 edema（妊娠浮腫）/ 〜 herpes（妊娠ヘルペス）/ 〜 sac（GS）（胎嚢） |
| **glaucoma** | 緑内障 | ※ glaucomatous（緑内障の）// congenital 〜（先天性緑内障）/ hemorrhagic 〜（出血性緑内障）/ juvenile 〜（若年緑内障） |
| **glomerulonephritis** | 糸球体腎炎 | acute hemorrhagic 〜（急性出血性糸球体腎炎） |
| **glucose tolerance test（GTT）** | 糖負荷試験 | intravenous（oral）〜（経静脈（経口）糖負荷試験） |
| **goiter** | 甲状腺腫 | diffuse 〜（びまん性甲状腺腫）/ ectopic 〜（異所性甲状腺腫）/ endemic 〜（地方病性甲状腺腫）/ nodular 〜（結節性甲状腺腫） |

| 用　語 | 意　味 | 用例および関連語 |
|---|---|---|
| gonococcal | 淋菌の | ※ gonococcus（淋菌）// 〜 arthritis（conjunctivitis）（淋菌性関節炎（結膜炎））/ 〜 prostatitis（urethritis）（淋菌性前立腺炎（尿道炎）） |
| gonorrhea | 淋病 | asymptomatic 〜（無症候淋病） |
| gonorrheal | 淋菌性，淋病の | ※ gonorrhea（淋病）// 〜 arthritis（淋疾性関節炎）/ 〜 conjunctivitis（淋菌性結膜炎）/ 〜 salpingitis（淋菌性卵管炎） |
| gout | 痛風 | articular 〜（関節痛風）/ 〜 diet（痛風食）/ latent 〜（潜在性痛風） |
| gouty | 痛風の | 〜 arthritis（痛風性関節炎）/ 〜 attack（痛風発作）/ 〜 kidney disease（痛風性腎臓病）/ 〜 node（痛風結節） |
| granulation | 肉芽（形成） | 〜 stenosis（肉芽性狭窄）/ 〜 tissue（肉芽組織）/ 〜 tumor（肉芽腫） |
| granuloma | 肉芽腫 | Hodgkin's 〜（ホジキン肉芽腫）/ lumbar puncture 〜（腰椎穿刺性頭痛）/ malignant 〜（悪性肉芽腫）/ suture 〜（縫合糸肉芽腫） |
| guinea pig | モルモット | |
| gum | 歯肉，歯ぐき | 〜 bleeding（歯肉出血）/ 〜 disease（歯ぐきの病気） |
| H | | |
| hallucination | 幻覚 | auditory 〜（幻聴）/ 〜 of hearing（幻聴）/ olfactory 〜（幻臭）/ visual 〜（幻視） |
| headache | 頭痛 | dull 〜（頭重感）/ frontal（occipital）〜（前頭部（後頭部）頭痛）/ hangover 〜（二日酔頭痛）/ migraine 〜（片頭痛）/ nervous 〜（神経性頭痛） |
| health insurance | 健康保険 | 〜 certificate（健康保険証）/ 〜 ID card（健康保険証カード）/ national 〜（国民健康保険）/ 〜 system（健康保険制度） |
| heart | 心臓 | acquired（congenital）〜 disease（後天性（先天性）心疾患）/ artificial 〜（人工心臓）/ coronary 〜 disease（冠動脈疾患）/ 〜 attack（心臓発作）/ 〜 beat（心拍動）/ 〜 disease（心疾患）/ congestive 〜 failure（うっ血性心不全）/ enlarged 〜（肥大した心臓）/ fetal 〜 rate（FHR）（胎児心拍数）/ 〜 block（心ブロック）/ 〜 sound（心音）/ 〜 stroke（心発作）/ fetal 〜 tone（FHT）（胎児心音）/ left（right）〜（右（左）心） |
| hemagglutination | 赤血球凝集 | cold 〜（寒冷赤血球凝集）/ 〜 test（赤血球凝集テスト） |
| hemangioma | 血管腫 | capillary 〜（毛細血管腫）/ cerebral 〜（脳血管腫）/ senile 〜（老人性血管腫） |
| hematocrit | ヘマトクリット | 〜 level（value）（ヘマトクリット値）/ measure 〜（ヘマトクリットを測る） |
| hematogenous | 血行性の | 〜 dissemination（血行性播種）/ 〜 infection（血行感染）/ 〜 metastasis（血行転移） |
| hematoma | 血腫 | cephalo〜（頭血腫）/ corpus luteum 〜（黄体血腫）/ intracranial 〜（頭蓋内血腫）/ retroperitoneal 〜（後腹膜血腫）/ epidural（subdural）〜（硬膜外（下）血腫）/ vulvar 〜（外陰血腫） |
| hematopoietic | 造血の | 〜 cell（造血細胞）/ 〜 drug（増血剤）/ 〜 organ（造血器官）/ 〜 stem cell（造血幹細胞）/ 〜 system（造血系） |
| hematuria | 血尿 | gross（microscopic）〜（肉眼的（顕微鏡的）血尿）/ occult 〜（潜血尿）/ painful（painless）〜（有痛性（無痛性）血尿）/ terminal 〜（終末時血尿） |
| hemiplegia | 片麻痺 | ※ hemiplegic（片麻痺の）// facial 〜（顔面片麻痺）/ cerebral 〜（脳性片麻痺）/ spastic 〜（痙性片麻痺）/ spinal 〜（脊髄性片麻痺） |
| hemoconcentration | 血液濃縮 | |

| 用　語 | 意　味 | 用例および関連語 |
|---|---|---|
| hemodialysis | 血液透析 | 〜 apparatus（machine）（血液透析器）/ 〜 fluid（血液透析液）/ initial 〜（初回血液透析） |
| hemolysis | 溶血 | cold 〜（寒冷溶血反応）/ immune 〜（免疫溶血）/ intravascular 〜（血管内溶血） |
| hemolytic | 溶血性の | 〜 anemia（溶血性貧血）/ 〜 jaundice（溶血性黄疸）/ 〜 streptococcus（溶連菌）/ 〜 uremic syndrome（溶血性尿毒症候群） |
| hemophilia | 血友病 | ※ hemophiliac（血友病患者）// 〜 A（血友病 A） |
| hemoptysis | 喀血 | massive 〜（大量喀血）/ parasitic 〜（寄生虫性喀血） |
| hemorrhage | 出血 | accidental 〜（偶発出血）/ atonic postpartum〜（弛緩性産後出血）/ cerebral 〜（脳出血）/ external（internal）〜（外（内）出血）/ gastrointestinal（GI）〜（胃腸出血）/ intracranial 〜（頭蓋内出血） |
| hemorrhagic | 出血性の | 〜 ascites（血性腹水）/ 〜 diathesis（出血性素質）/ 〜 disease（出血性疾患）/ 〜 pleural effusion（血性胸水）/ 〜 shock（出血性ショック）/ 〜 urticaria（出血性じんま疹） |
| hemorrhoid | 痔核 | internal 〜（内痔核）/ prolapsed 〜（脱出痔核）/ strangulated 〜（嵌頓痔核）/ thrombosed 〜（血栓性痔核） |
| hemorrhoidal | 痔核の | 〜 bleeding（痔出血）/ 〜 fistula（痔瘻）/ 〜 piles（痔核） |
| hemostasis | 止血 | normal 〜（正常止血）/ pressure 〜（圧迫止血）/ surgical 〜（手術的止血法） |
| hemostatic | 止血の | 〜 drug（止血薬）/ 〜 clamp（forceps）（止血鉗子）/ 〜 method（止血法） |
| hepatic | 肝臓の | 〜 cancer（carcinoma）（肝癌）/ 〜 cell（肝細胞）/ 〜 cirrhosis（肝硬変）/ 〜 coma（肝性昏睡）/ 〜 failure（肝不全） |
| hepatitis | 肝炎 | cholestatic 〜（胆汁うっ滞性肝炎）/ drug-induced 〜（薬剤性肝炎）/ fulminant 〜（劇症肝炎）/ 〜 B virus（B 型肝炎ウイルス）/ infectious 〜（感染性肝炎）/ serum 〜（血清肝炎）/ viral 〜（ウイルス性肝炎） |
| hepatomegaly | 肝腫大 | congestive 〜（うっ血性肝腫大）/ painful 〜（有痛性肝腫大） |
| hereditary | 遺伝の | 〜 allergy（遺伝性アレルギー）/ 〜 disease（遺伝性疾患）/ 〜 epilepsy（遺伝性てんかん）/ 〜 malformation（遺伝性奇形） |
| heredity | 遺伝 | Mendel's laws of 〜（遺伝のメンデルの法則） |
| hernia | ヘルニア | abdominal 〜（腹壁ヘルニア）/ diaphragmatic 〜（横隔膜ヘルニア）/ femoral 〜（大腿ヘルニア）/ 〜 repair（ヘルニア修復）/ incarcerated 〜（嵌頓ヘルニア）/ inguinal 〜（鼠径ヘルニア） |
| herniated | 脱出した | 〜 disk（椎間板ヘルニア）/ 〜 tissue（脱出組織） |
| hernioplasty | ヘルニア根治手術 | |
| herpes | ヘルペス | corneal 〜（角膜ヘルペス）/ genital 〜（外陰ヘルペス）/ 〜 simplex（単純ヘルペス）/ 〜 virus（ヘルペスウイルス）/ 〜 zoster（帯状疱疹）/ labial 〜（口唇ヘルペス） |
| herpetic | ヘルペスの | 〜 keratitis（ヘルペス性角膜炎）/ 〜 meningoencephalitis（ヘルペス性髄膜脳炎） |
| hiccup | しゃっくり | epidemic 〜（流行性しゃっくり） |
| hirsute | 多毛の，毛深い | 〜 female（多毛の女性）/ 〜 patient（多毛の患者） |
| hirsutism | 多毛症 | constitutional 〜（体質性多毛症）/ idiopathic 〜（特発性多毛症） |
| hives | じんま疹 | ※ = urticaria（じんま疹）// generalized 〜（全身性じんま疹） |

| 用　語 | 意　味 | 用例および関連語 |
|---|---|---|
| hypertension | 高血圧症 | arteriosclerotic ～（動脈硬化性高血圧）/ borderline ～（境界域高血圧）/ essential ～（本態性高血圧症）/ heart disease（高血圧性心疾患）/ idiopathic ～（特発性高血圧症）/ juvenile ～（若年性高血圧症）/ portal ～（門脈圧亢進症）/ pregnancy-induced ～（妊娠高血圧）/ pulmonary ～（肺高血圧症） |
| hypertensive | 高血圧の | ※ antihypertensive drug（抗高血圧薬）// ～ encephalopathy（高血圧性脳症）/ ～ patient（高血圧患者）/ ～ retinopathy（高血圧性網膜症） |
| hydrochloric acid | 塩酸 | dilute ～（希塩酸） |
| hydronephro-sis | 水腎症 | ～ of one kidney（一側の水腎症）/ ～ in newborns（新生児水腎症） |
| hydrops | 水症，水腫 | fetal ～（＝hydrops fetalis）（胎児水腫）/ gallbladder ～（胆嚢水腫）/ immune（nonimmune）fetal ～（免疫性（非免疫性）胎児水腫） |
| hydropic | 水腫の | ～ change（水腫性変化）/ ～ degeneration（水腫性変性） |
| hyperbaric | 高圧の | ～ chamber（高圧室）/ ～ environment（高圧環境）/ ～oxygen therapy（高圧酸素療法） |
| hyperemia | 充血 | conjunctival ～（結膜充血）/ mucosal ～（粘膜充血） |
| hyperemic | 充血(性)の | ～ area（充血部位）/ ～ conjunctiva（充血結膜） |
| hyperglycemia | 高血糖 | alimentary ～（食事性高血糖）/ postprandial ～（食後高血糖） |
| hyperglycemic | 高血糖の | ～ coma（高血糖性昏睡）/ ～ glycosuria（高血糖性糖尿）/ ～ shock（高血糖性ショック） |
| hyperplasia | 過形成，肥厚，増殖 | adrenal ～（副腎過形成）/ basal cell ～（基底細胞過形成）/ benign prostatic ～（前立腺肥大症）/ cystic ～（嚢胞性増殖）/ endometrial ～（子宮内膜増殖症）/ nodular ～（小結節性過形成増殖） |
| hyperplastic | 過形成の，増殖性の | ～ arteriosclerosis（肥厚性動脈硬化症）/ ～ endometrium（増殖性子宮内膜） |
| hyperreflexia | 反射亢進 | autonomic ～（自律神経反射亢進） |
| hypersensitiv-ity | 過敏症 | delayed（immediate）～（遅延型（即時型）過敏症）/ drug ～（薬物過敏症）/ pollen ～（花粉過敏症）/ ～ reaction（過敏症反応）/ ～ test（過敏性試験）/ iodine ～（ヨード過敏症） |
| hyperthyroid-ism | 甲状腺機能亢進症 | neonatal ～（新生児甲状腺機能亢進症）/ pituitary ～（下垂体性甲状腺機能亢進症） |
| hypertrophic | 肥大(性)の | ～ cardiomyopathy（肥大性心筋症）/ ～ gastritis（肥厚性胃炎）/ ～ heart（肥大心臓）/ ～ rhinitis（肥厚性鼻炎） |
| hypertrophy | 肥大，肥厚 | benign prostate ～（良性前立腺肥大症）/ cardiac ～（心肥大）/ left（right）ventricular ～（左（右）心室肥大）/ single ～（単心房）/ tonsillar ～（扁桃腺肥大） |
| hyperuricemia | 高尿酸血症 | ※ hyperuricemic（高尿酸血症の）// asymptomatic ～（無症候性高尿酸血症） |
| hyperventila-tion | 過換気，過呼吸 | ～ syncope（過呼吸失神）/ ～ syndrome（過呼吸症候群）/ ～ tetany（過換気性テタニー） |
| hypnosis | 催眠(術) | mass ～（集団催眠）/ narco-～（麻酔催眠）/ self-～（事故催眠） |
| hypnotic | 催眠(術)の，催眠薬 | ～ action（催眠作用）/ ～ drug（催眠薬）/ sedative ～（催眠鎮静薬） |
| hypodermic | 皮下の | ～ injection（皮下注射）/ ～ needle（皮下注射針）/ ～ syringe（皮下注射器） |

| 用　語 | 意　味 | 用例および関連語 |
|---|---|---|
| hypofunction | 機能低下 | adrenocortical 〜(副腎皮質機能低下) / ovarian 〜(卵巣機能低下) |
| hypoglycemia | 低血糖 | fasting 〜(空腹時低血糖) / neonatal 〜(新生児低血糖症) |
| hypoglycemic | 低血糖の | 〜 coma(低血糖[性]昏睡) / 〜 shock(低血糖性ショック) |
| hypoplasia | 発育不全，形成不全 | genital 〜(性器発育不全) / pulmonary 〜(肺形成不全症) / renal 〜(腎形成不全) / uterine 〜(子宮発育不全) |
| hypoplastic | 発育不全の | 〜 anemia(低形成性貧血，再生不良性貧血) / 〜 left heart syndrome(左心室発育不全症候群) |
| hypoprotein-emia | 低蛋白血症 | idiopathic 〜(特発性低蛋白血症) / nutritional 〜(栄養性低蛋白血症) |
| hypotension | 低血圧 | orthostatic 〜(起立性低血圧) / postural 〜(体位性低血圧) |
| hypotensive | 低血圧の | 〜 agent(drug)(降圧薬) / 〜 diuretic(降圧利尿薬) |
| hypoxia | 低酸素(症) | anemic 〜(貧血性低酸素症) / cellular 〜(細胞低酸素症) / cerebral 〜(脳低酸素症) / fetal 〜(胎児低酸素症) / ischemic 〜(虚血性低酸素症) |
| hypoxic | 低酸素(症)の | 〜 brain damage(低酸素性脳損傷) / 〜 encephalopathy(低酸素性脳症) |
| hysterectomy | 子宮摘出術 | abdominal total 〜(腹式子宮全摘出術) / radical 〜(広汎性子宮全摘術) / simple 〜(単純子宮全摘術) / supracervical 〜(子宮腟上部切断術) / vaginal 〜(腟式子宮摘出術) |

**I**

| 用　語 | 意　味 | 用例および関連語 |
|---|---|---|
| iatrogenic | 医原性の | 〜 death(医原性死亡) / 〜 disease(医原病) / 〜 immune compromise(医原性免疫不全) / 〜 neurosis(医原性神経症) |
| idiopathic | 特発性の | 〜 cardiomyopathy(特発性心筋障害) / 〜 cerebral hemorrhage(特発性脳出血) / 〜 myocarditis(特発性心筋炎) / 〜 respiratory distress(IRD)(特発性呼吸窮迫) / 〜 thrombocytopenic purpura(特発性血小板減少性紫斑症) |
| idiosyncrasy | 特異体質 | aspirin 〜(アスピリン過敏症) / drug 〜(薬物特異体質) / metabolic 〜(代謝特異体質) |
| ileocecal | 回盲部の | 〜 intussusception(回盲部腸重積) / 〜 region(回盲部) / 〜 valve(回盲弁) / 〜 resection(回盲部切除) |
| ileus | イレウス | mechanical 〜(機械的イレウス) / meconium 〜(胎便性イレウス) / obstructive 〜(閉塞性イレウス) / paralytic 〜(麻痺性イレウス) / parasitic 〜(寄生虫性イレウス) / postoperative 〜(術後イレウス) / spastic 〜(痙性イレウス) / strangulation 〜(絞扼性イレウス) |
| illusion | 錯覚 | acoustic 〜(錯聴) / optical(visual)〜(錯視) |
| immature | 未熟の | 〜 baby(infant)(未熟児) / 〜 cataract(未熟白内障) / 〜 erythrocyte(未熟赤血球) / 〜 teratoma(未熟型奇形腫) |
| immune | 免疫(性)の | 〜 antibody(免疫抗体) / 〜 assay(免疫測定法) / 〜 deficiency(免疫不全) / 〜 disease(免疫病) / 〜 globulin(免疫グロブリン) / 〜 response(免疫応答) / 〜 surveillance(免疫監視) / 〜 tolerance(免疫寛容) |
| immunity | 免疫(性) | acquired 〜(後天免疫) / active(passive)〜(能動(受動)免疫) / antiviral 〜(抗ウイルス免疫) / cancer 〜(癌免疫) / humoral 〜(液性免疫) |
| immunodefi-ciency | 免疫不全 | acquired 〜 syndrome(AIDS)(後天性免疫不全症候群，エイズ) / congenital 〜(先天性免疫不全) |
| immunosup-pression | 免疫抑制 | |

| 用　語 | 意　味 | 用例および関連語 |
|---|---|---|
| immunosur-veillance | 免疫監視 | |
| immuno-therapy | 免疫療法 | cancer ～（癌免疫療法）/ tumor ～（腫瘍免疫療法） |
| incision | 切開（術） | ～ and drainage（I&D）（切開排膿）/ crucial ～（十字切開）/ exploratory ～（試験切開）/ skin ～（皮膚切開）/ transverse ～（横切開）/ 10-cm surgical ～（10 cm の手術切開）/ wedge ～（楔状切開） |
| incisional | 切開の | ～ biopsy（切開生検）/ ～ hernia（瘢痕ヘルニア，切開創ヘルニア） |
| incompatible | 不適合の | ～ blood transfusion（不適合輸血）/ Rh ～ pregnancy（Rh 不適合妊娠） |
| incontinence | 失禁 | fecal ～（大便失禁）/ paradoxical ～（奇異性尿失禁）/ urge ～（切迫尿失禁）/ urinary stress ～（ストレス性尿失禁） |
| incubation period | 潜伏期（間） | long ～（長い潜伏期） |
| indication | 適応 | ※ contraindication（禁忌）// absolute（relative）～（絶対的（相対的）適応）/ medical ～（医学的適応）/ obstetric ～（産科的適応） |
| indurated | 硬化した | ～ skin area（皮膚の硬化部） |
| induration | 硬化・硬結，しこり | atelectatic ～（不全拡張性硬化）/ red ～（赤色硬化）/ ～ of 8-10 cm（8～10 cm のしこり） |
| indwelling | 留置の | ～ catheter（留置カテーテル）/ ～ drain（留置ドレーン）/ ～ needle（留置針）/ ～ tube（留置チューブ） |
| infected | 感染した | ～ infarct（化膿性梗塞）/ ～ wound（感染創） |
| infection | 感染 | aerobic（anaerobic）～（好気性（嫌気性）感染）/ asymptomatic ～（無症状感染）/ bacterial ～（細菌感染）/ chlamydial ～（クラミジア感染）/ E.coli bladder ～（大腸菌性膀胱感染）/ fungal ～（真菌感染）/ mixed ～（混合感染）/ opportunistic ～（日和見感染）/ urinary tract ～（UTI）（尿路感染症）/ viral ～（ウイルス感染）/ wound ～（創傷感染） |
| infectious | 感染性の | ～ disease（感染症）/ ～ hepatitis（感染性肝炎）/ ～ mononucleosis（感染性単球増加症）/ ～ wart（伝染性いぼ） |
| infertile | 不妊の | ～ couple（不妊夫婦）/ ～ patient（不妊患者） |
| infertility | 不妊症 | female（male）～（女性（男性）不妊症）/ unexplained ～（不明の不妊症） |
| infiltration | 浸潤 | ※ infiltrate（浸潤する）// ～ anesthesia（浸潤麻酔）/ inflammatory cell ～（炎症性細胞浸潤）/ leukocyte ～（白血球浸潤）/ pulmonary ～（肺浸潤） |
| inflammation | 炎症 | allergic ～（アレルギー性炎症）/ bacterial ～（細菌性炎症）/ exudative ～（滲出性炎）/ interstitial ～（間質性炎）/ necrotizing granulomatous ～（壊死性肉芽腫性炎症）/ purulent ～（化膿性炎） |
| inflammatory | 炎症性の | ～ change（炎症性変化）/ ～ edema（炎症性浮腫）/ ～ exudate（炎症性滲出液）/ ～ reaction（炎症性反応） |
| infusion | 注入，輸液 | ～ pump（注入ポンプ）/ ～ fluid（注入液）/ intraarterial ～（動脈内注入）/ intravenous drip ～（点滴静注） |
| inguinal | 鼠径部の | ～ area（region）（鼠径部）/ ～ canal（鼠径管）/ ～ hernia（鼠径ヘルニア）/ ～ ligament（鼠径靱帯）/ ～ lymph node（鼠径リンパ節） |
| inhalation | 吸入 | ～ anesthesia（吸入麻酔）/ oxygen ～（酸素吸入） |
| inheritance | 遺伝 | autosomal dominant（recessive）～（常染色体性優生（劣性）遺伝）/ sex-linked ～（伴性遺伝） |

| 用 語 | 意 味 | 用例および関連語 |
|---|---|---|
| injection | 注射 | hypodermic(subcutaneous)〜(皮下注射) / insulin 〜(インスリン注射) / 〜 needle(注射針) / intravenous(intraarterial, intramuscular)〜(静脈内(動脈内，筋肉内)注射) |
| injury | 損傷 | brain 〜(脳損傷) / chest 〜(胸部外傷) / crush 〜(圧挫損傷) / head 〜(頭部損傷) / cerebrospinal 〜(脳脊髄損傷) / cervical cord 〜(頚髄損傷) / cervical spine(C-spine)〜(頚椎損傷) / lethal 〜(致命的損傷) / needlestick 〜(針刺し損傷) / traffic 〜(交通損傷) |
| inpatient | 入院患者 | ※ outpatient(外来患者) |
| insomnia | 不眠症 | ※ insomniac(不眠症患者，不眠症の) // 〜 patient(不眠症患者) / long-term 〜(長期不眠) / intractable 〜(難治性不眠) |
| internal | 内部の | 〜 bleeding(内出血) / 〜 cervical os(内子宮口) / 〜 ear(内耳) / 〜 medicine(内科学) |
| intestinal | 腸の | 〜 bypass(腸バイパス) / 〜 flora(腸内細菌叢) / 〜 juice(腸液) / 〜 mucosa(腸粘膜) / 〜 polyp(腸管ポリープ) |
| intestine | 腸 | large(small)〜(大(小)腸) / perforated small 〜(穿孔した小腸) |
| intoxication | 中毒 | acute alcohol 〜(急性アルコール中毒) / CO 〜(一酸化炭素中毒) / digitalis 〜(ジギタリス中毒) / drug 〜(薬物中毒) / narcotic 〜(麻薬中毒) |
| intracranial | 頭蓋内の | 〜 bleeding(頭蓋内出血) / 〜 hematoma(頭蓋内血腫) / 〜 hypertension(頭蓋内圧亢進) / 〜 pressure(頭蓋内圧，脳圧) |
| intramuscular | 筋肉内の | ※ intramuscularly(筋肉内に) // 〜 administration(筋肉内投与) |
| intravenous | 静脈内の | ※ intravenously(静脈内に) // 〜 anesthesia(静脈麻酔) / 〜 catheter(静脈内カテーテル) / 〜 drip infusion(点滴静注) / 〜 feeding patient(静脈栄養中の患者) / 〜 glucose tolerance test(静脈内糖負荷試験) / 〜 infusion(静脈内注入) / 〜 injection(静脈内注射) / 〜 nutrition(静脈内栄養) / 〜 pyelography(IVP)(静脈性腎盂造影法) |
| intussusception | 腸重積(症) | colic 〜(結腸重積) / enteric 〜(腸重積) / ileal 〜(回腸重積) |
| invasion | 浸潤，侵入 | cancer 〜(癌浸潤) / 〜 of privacy(プライバシーの侵害) / micro〜(微少浸潤) / tumor 〜(腫瘍浸潤) |
| invasive | 浸潤性の | 〜 cancer(浸潤癌) / 〜 growth(浸潤性増殖) / 〜 hydatidiform mole(侵入性胞状奇胎) / 〜 method(観血法) |
| irradiation | 照射 | deep X-ray 〜(X線深部照射) / 〜 chamber(照射室) / 〜 damage(照射損傷) / 〜 device(照射装置) / 〜 dose(照射線量) / preoperative(intraoperative, postoperative)〜(術前(術中，術後)照射) |
| irreversible | 不可逆性(的)の | ※ reversible(可逆性の) // 〜 change(不可逆性変化) / 〜 coma(不可逆的昏睡) / 〜 damage(不可逆的損傷) / 〜 process(不可逆過程) / 〜 shock(不可逆性ショック) |
| irritable | 過敏な | 〜 bladder(過敏膀胱) / 〜 bowel syndrome(過敏性腸症候群) / 〜 colon syndrome(過敏性大腸症候群) |
| irritant | 刺激の，刺激薬(物) | 〜 drug(刺激薬) / 〜 gas(刺激性ガス) / skin 〜(皮膚刺激薬) |
| ischemia | 虚血 | cerebral 〜(脳虚血) / myocardial 〜(心筋虚血) / postural 〜(体位性虚血) / pulmonary 〜(肺虚血) |
| ischemic | 虚血性の | 〜 attack(虚血性発作) / 〜 change(虚血性変化) / 〜 heart disease(虚血性心疾患) / 〜 ulcer(虚血性潰瘍) |

| 用 語 | 意 味 | 用例および関連語 |
|---|---|---|
| itching | かゆみ | ～ sensation（かゆみ感）/ ～ of the nipple（乳首のかゆみ） |
| itchy | かゆい | ～ skin（かゆい皮膚）/ ～ sensation（かゆみ感）/ ～ stimulus（かゆみ刺激） |
| **J** | | |
| jaundice | 黄疸(性)の | cholestatic ～（胆汁うっ滞性黄疸）/ hemolytic ～（溶血性黄疸）/ neonatal ～（新生児黄疸）/ obstructive ～（閉塞性黄疸）/ physiologic ～（生理的黄疸） |
| jaundiced | 黄疸にかかった, 偏見をもった | ※ icteric（黄疸の）// ～ patient（黄疸患者）/ ※ jaundiced view（偏見をもった見方） |
| joint | 関節 | artificial ～（人工関節）/ elbow ～（肘関節）/ hip ～（股関節）/ jaw ～（顎関節）/ ～ cartilage（関節軟骨）/ ～ dislocation（関節脱臼）/ ～ pain（関節痛）/ knee ～（膝関節） |
| jugular | 頚部の | ～ vein（頚静脈）　※ carotid（頚動脈の）, carotid artery（頚動脈） |
| juvenile | 若年性の | ～ delinquency（少年非行）/ ～ diabetes（若年性糖尿病）/ ～ hypertension（若年性高血圧症） |
| **K** | | |
| kidney | 腎臓 | artificial ～（人工腎臓）/ ～ basin（膿盆）/ ～ biopsy（腎生検）/ cystic ～（嚢胞腎）/ ～ disease（腎疾患）/ ～ failure（腎不全）/ ～-shaped（腎臓形の）/ ～ stone（腎結石）/ ～ transplantation（腎移植） |
| KUB | 腎臓・尿管・膀胱 | ※ kidney, ureter and bladder（KUB） |
| **L** | | |
| lactation | 乳汁分泌, 授乳 | ～ amenorrhea（授乳性無月経）/ ～ hormone（乳汁分泌ホルモン）/ ～ period（授乳期） |
| laparoscopic | 腹腔鏡の | ※ laparoscope（腹腔鏡）// ～ appendectomy（腹腔鏡下虫垂切除術）/ ～ surgery（腹腔鏡手術） |
| laparotomy | 開腹術 | diagnostic ～（診断的開腹術）/ emergency ～（緊急開腹術）/ exploratory ～（試験開腹） |
| laryngitis | 喉頭炎 | allergic ～（アレルギー性喉頭炎）/ croupous ～（クループ性喉頭炎）/ pharyngo-～（咽頭喉頭炎） |
| larynx | 喉頭 | artificial ～（人工喉頭） |
| last menstrual period（LMP） | 最終月経 | |
| latent | 潜伏性の, 潜在性の | ～ allergy（潜伏性アレルギー）/ ～ cancer（carcinoma）（潜伏癌）/ ～ diabetes mellitus（潜在性糖尿病）/ ～ gout（潜在性痛風）/ ～ period（潜伏期）/ ～ syphilis（不顕性梅毒） |
| lateral | 側方の | ～ border（外側縁）/ ～ chest X-ray film（胸部 X 線側面像）/ ～ displacement（側方変位）/ ～ wall（側壁）/ right（left）～ episiotomy（右（左）会陰側切開） |
| laxative | (緩)下剤 | bulk ～（膨張性下剤）/ ～ therapy（下剤療法）/ lubricant ～（潤滑性下剤）/ mild ～（緩下剤） |
| layer | 層 | basal ～（基底層）/ compact ～（緻密層）/ deep ～（深層）/ functional ～（機能層）/ spongy ～（海綿層）/ superficial ～（表層） |
| lesion | 病変, 病巣 | cystic ～（嚢胞性病変）/ erythematous ～（紅斑性病変）/ gross ～（肉眼的病変）/ hemorrhagic ～（出血巣）/ precancerous ～（前癌性病変） |

| 用　語 | 意　味 | 用例および関連語 |
|---|---|---|
| lethal | 致死的な | 〜 damage(致死損傷) / 〜 effect(致死効果) / 〜 gene(致死遺伝子) / minimal 〜 dose(最小致死量) |
| lethargic | 嗜眠性の | ※ lethargy(嗜眠) // 〜 encephalitis(嗜眠性脳炎) / 〜 stupor(嗜眠性昏迷) / 〜 tendency(嗜眠傾向) |
| leukemia | 白血病 | acute lymphatic 〜(急性リンパ性白血病) / adult T-cell 〜(成人 T 細胞性白血病) / childhood 〜(小児白血病) |
| leukemic | 白血病(性)の | 〜 adenopathy(白血病性リンパ節腫大) / 〜 retinopathy(白血病性網膜症) |
| leukocyte | 白血球 | acidophilic(eosinophilic)〜(好酸球) / 〜 count(白血球数) / mononuclear 〜(単格白血球) / polymorphonuclear 〜(多形核白血球) |
| leukocytosis | 白血球増加症 | basophilic(eosinophilic)〜(好塩基球(好酸球)増加症) |
| leukopenia | 白血球減少症 | radiation 〜(放射線性白血球減少症) / malignant 〜(悪性白血球減少症) |
| lichen | 苔癬 | nail 〜 planus(爪扁平苔癬) |
| ligament | 靭帯 | annular 〜(輪状靭帯) / broad 〜(子宮広間膜) / collateral 〜(側副靭帯) / cruciate 〜(十字靭帯) / patellar 〜(膝蓋靭帯) / round 〜(円靭帯) / uterosacral 〜(子宮仙骨靭帯) |
| ligate | 結紮する | doubly 〜(二重結紮する) |
| ligation | 結紮 | double 〜(二重結紮) / tubal 〜(卵管結紮) |
| ligature | 結紮(糸) | absorbable(soluble)〜(吸収性(溶解性)結紮糸) / double 〜(二重結紮) / figure-of-eight 〜(8 の字結紮) |
| limb | (四)肢 | artificial 〜(義肢) / 〜 lead(四肢誘導) / lower(upper)〜(下肢, 上肢) / 〜 palsy(四肢麻痺) |
| linear | 線状の | 〜 fracture(線状骨折) / 〜 incision(線状切開) / 〜 scar(線状瘢痕) / 〜 ulcer(線状潰瘍) |
| lipoma | 脂肪腫 | angio〜(血管脂肪腫) / subcutaneous 〜(皮下脂肪腫) / vulvar 〜(外陰脂肪腫) |
| liquefaction | 液化 | 〜 degeneration(液化変性) / 〜 necrosis(液化壊死) / semen 〜(精子の液化) |
| lithotomy | 砕石術 | 〜 position(砕石位) / median 〜(正中砕石術) |
| liver | 肝臓 | 〜 abscess(肝膿瘍) / 〜 biopsy(肝生検) / cirrhotic 〜(肝硬変の肝臓) / congestive 〜(うっ血肝) / fatty 〜(脂肪肝) / 〜 cirrhosis(肝硬変) / 〜 disease(肝疾患) / 〜 dysfunction(肝機能不全) / 〜 function test(肝機能検査) / 〜 oil(肝油) |
| longitudinal | 縦断的の | 〜 axis(縦軸) / 〜 diameter(縦径) / 〜 scan(縦断走査) / 〜 section(縦断面) / 〜 septum(縦中隔) / 〜 study(縦断的研究) |
| loose | 粗の, ゆるい | 〜 bandage(ゆるい包帯) / 〜 bowel(下痢) / 〜 connective tissue(疎性結合組織) / 〜 joint(動揺関節) |
| lordosis | 前弯症 | congenital 〜(先天性前弯症) / lumbar 〜(腰椎前弯) |
| lumbar | 腰の, 腰椎の | 〜 anesthesia(腰椎麻酔) / 〜 cord injury(腰髄損傷) / 〜 corset(腰部コルセット) / 〜 pain(腰痛) / 〜 puncture needle(腰椎穿刺針) / 〜 headache(腰椎穿刺性頭痛) / 〜 vertebra(腰椎) |
| lung | 肺 | 〜 abscess(肺膿瘍) / 〜 auscultation(肺聴診) / 〜 cancer(肺癌) / 〜 function test(肺機能検査) / 〜 metastasis(肺転移) |

| 用　語 | 意　味 | 用例および関連語 |
|---|---|---|
| luxation | 脱臼 | ※ subluxation(亜脱臼)，shoulder subluxation(肩関節亜脱臼) // habitual ～(習慣性脱臼) / patellar ～(膝関節脱臼) / traumatic ～(外傷性脱臼) |
| lymphade-nopathy | リンパ節腫脹症 | axillary ～(腋窩リンパ節腫脹) / cervical ～(頚部リンパ節腫脹症) / generalized ～(全身性リンパ節腫脹) / nontender ～(非疼痛性リンパ節腫脹) |
| lymph node | リンパ節 | cervical ～(頚部リンパ節) / inguinal ～(鼠径リンパ節) / ～ metastasis(リンパ節転移) / pelvic ～(骨盤リンパ節) / regional ～(所属リンパ節) |
| lymph vessel | リンパ管 | |
| lymphocyte | リンパ球 | B ～(B リンパ球) / ～ antibody(antigen)(リンパ球抗体(抗原)) / ～ count(リンパ球数) |
| M ||| 
| maceration | 浸軟 | ※ macerated fetus(浸軟胎児) // fetal ～(胎児浸軟) / skin ～(皮膚浸軟) |
| macular | 斑状の，黄斑の | ～ amyloidosis(斑状アミロイドーシス) / ～ degeneration(黄斑変性) / ～ erythema(斑状紅斑) / ～ skin rash(斑状皮疹) |
| malacia | 軟化(症) | broncho～(気管支軟化症) / cerebro～(脳軟化症) / encephalo～(脳軟化症) / myelo～(骨髄軟化症) / osteo～(骨軟化症) |
| malaise | 倦怠(感)，不快感 | general(generalized)～(全身倦怠感) |
| malformation | 形態異常，奇形 | arteriovenous ～(動静脈奇形) / cardiovascular ～(心血管奇形) / congenital ～(先天奇形) / developmental ～(発生奇形) / fetal ～(胎児奇形) / multiple ～(多発奇形) |
| malfunction | 誤動作，機能不全，不調 | computer ～(コンピュータ機能不全) / gallbladder ～(胆嚢機能不全) / pacemaker ～(ペースメーカー誤作動) / placental ～(胎盤機能不全) |
| malignancy | 悪性(度)，悪性腫瘍 | borderline ～(境界型悪性) / brain(breast)～(脳(乳房)悪性腫瘍) / childhood ～(小児悪性腫瘍) / ovarian ～(卵巣悪性腫瘍) |
| malignant | 悪性の | ※ nonmalignant(非悪性の) // ～ cell(悪性細胞) / ～ hypertension(悪性高血圧症) / ～ lymphoma(悪性リンパ腫) / ～ melanoma(悪性メラノーマ) / ～ tumor(悪性腫瘍) |
| malnutrition | 栄養不良，栄養失調 | fetal ～(胎位栄養不良) |
| malpractice | 医療過誤 | ～ claim(医療過誤クレーム) / ～ insurance(医療過誤保険) / ～ lawsuit(suit)(医療過誤訴訟) / medical ～(医療過誤) / nursing ～(看護過誤) |
| mammography | マンモグラフィー | ※ mammogram(マンモグラム) |
| mammoplasty | 乳房形成術 | reconstructive ～(乳房再建術) |
| manifestation | 症状，発現 | clinical ～(臨床症状) / early ～(早期の症状発現) / neurologic ～(神経症状) |
| mastitis | 乳腺炎 | interstitial ～(間質性乳腺炎) / puerperal ～(産褥性乳腺炎) / suppura-tive ～(化膿性乳腺炎) |
| meconium | 胎便 | ～ aspiration(胎便吸引) / ～ ileus(胎便性イレウス) / ～ peritonitis(胎便性腹膜炎) / ～ pneumonia(胎便性肺炎) / ～ staining(胎便混濁) |
| measles | 麻疹，はしか | ～ encephalitis(麻疹脳炎) / German ～(風疹) / ～ immunoglobulin(麻疹免疫グロブリン) / ～ vaccine(麻疹ワクチン) / ～ virus(麻疹ウイルス) |

| 用　語 | 意　味 | 用例および関連語 |
|---|---|---|
| mediastinal | 縦隔の | 〜 emphysema（縦隔気腫）/ 〜 mass（縦隔腫瘤）/ 〜 teratoma（縦隔奇形腫）/ 〜 tumor（縦隔腫瘍） |
| mediastinum | 縦隔 | anterior（posterior）〜（前（後）縦隔） |
| medication | 投薬，処方 | blood pressure 〜（血圧の薬）/ 〜 dosage（投薬量）/ 〜 error（投薬エラー）/ maintenance 〜（維持投薬）/ oral 〜（経口投薬）/ preoperative（postoperative）〜（術前（後）投薬） |
| melanoma | メラノーマ，黒色腫 | malignant 〜（悪性メラノーマ）/ nodular 〜（結節性メラノーマ） |
| menarche | 初経，初潮 | premature 〜（早発初経） |
| meningeal | 髄膜の | ※ meninges（髄膜）// 〜 bleeding（髄膜出血）/ 〜 hernia（髄膜ヘルニア）/ 〜 irritation symptom（髄膜刺激症状） |
| menopausal | 閉経（期）の | 〜 symptom（更年期症状）/ pre（post）〜（閉経前（後）の） |
| menopause | 閉経（期） | precocious（premature）〜（早発閉経） |
| menstrual | 月経の | ※ menstruation（月経）// 〜 cycle（月経周期）/ 〜 pain（月経痛）/ post（pre）〜（月経後（前）の） |
| mesentery | 腸間膜 | appendiceal 〜（虫垂腸間膜）/ colon 〜（結腸腸間膜） |
| metabolic | 代謝の | basal 〜 rate（BMR）（基礎代謝率）/ 〜 acidosis（代謝性アシドーシス）/ 〜 coma（代謝性昏睡）/ 〜 disturbance（代謝障害）/ 〜 pathway（代謝経路） |
| metabolism | 代謝 | basal 〜（基礎代謝）/ brain 〜（脳代謝）/ drug 〜（薬物代謝）/ energy 〜（エネルギー代謝）/ glucose 〜（糖代謝）/ uric acid 〜（尿酸代謝） |
| metaplasia | 化生 | ※ metaplastic（化生の）// epithelial 〜（上皮化生）/ gastric 〜（胃粘膜化生）/ squamous 〜（扁平上皮化生） |
| metaplastic | 化生の | 〜 change（化生変化）/ 〜 epithelium（化生上皮） |
| metastasis | 転移 | ※ metastases（複数形），metastasize（転移する）// bone（brain, liver, lung）〜（骨（脳，肝，肺）転移）/ distant（remote）〜（遠隔転移）/ hematogenous（lymphogenous）〜（血行性（リンパ行性）転移）/ lymph node 〜（リンパ節転移）/ retrograde 〜（逆行性転移） |
| metastatic | 転移（性）の | ※ metastasis（転移）// 〜 cancer（carcinoma）（転移癌）/ 〜 focus（転移巣）/ 〜 lesion（転移性病巣）/ 〜 tumor（転移性腫瘍） |
| micturition | 排尿 | 〜 desire（尿意）/ 〜 difficulty（排尿困難）/ 〜 frequency（排尿頻度）/ 〜 pain（pain on 〜）（排尿痛） |
| migraine | 片頭痛 | hemiplegic 〜（片麻痺性片頭痛）/ 〜 headache（片頭痛）/ 〜 syndrome（片頭痛症候群）/ ocular 〜（眼性片頭痛）/ retinal 〜（網膜性片頭痛） |
| miosis | 縮瞳 | paralytic 〜（麻痺性縮瞳）/ spastic 〜（痙性縮瞳）/ traumatic 〜（外傷性縮瞳） |
| miotic | 縮瞳の，縮瞳薬 | 〜 agent（drug）（縮瞳薬） |
| mitosis | 核分裂，有糸分裂 | ※ mitoses（複） |
| mitotic | 核分裂の，有糸分裂の | 〜 division（有糸分裂）/ 〜 figure（核分裂像）/ 〜 inhibition（有糸分裂阻害） |
| mitral | 僧帽弁の | 〜 insufficiency（MI）（僧帽弁閉鎖不全）/ 〜 murmur（僧帽弁雑音）/ 〜 regurgitation（僧帽弁逆流）/ 〜 stenosis（MS）（僧帽弁狭窄）/ 〜 valve（僧帽弁） |

| 用　語 | 意　味 | 用例および関連語 |
|---|---|---|
| morbid | 病的な | 〜 anatomy（病理解剖学）/ 〜 appetite（病的食慾）/ 〜 curiosity（病的好奇心）/ 〜 desire（病的欲求）/ 〜 obesity（病的肥満）/ 〜 thought（病的考え） |
| morbidity | 罹病率，罹患率 | maternal 〜（母体罹病率）/ 〜 rate（罹病率，罹患率）/ neonatal（perinatal）〜（新生児（周産期）罹病率） |
| morphological | 形態学的の | ※ morphology（形態学）// 〜 abnormality（形態異常）/ 〜 change（形態学的変化）/ 〜 characteristic（形態学的特徴）/ 〜 classification（形態学的分類）/ 〜 detail（形態学的詳細）/ 〜 diagnosis（形態学的診断） |
| mortal | （致）死の | 〜 disease（不治の病）/ 〜 fear（死の恐怖）/ 〜 injury（致命傷）/ 〜 wound（致命傷） |
| mortality | 死亡率 | maternal 〜（母体死亡率）/ 〜 curve（死亡率曲線）/ 〜 rate（死亡率）/ neonatal 〜（新生児死亡率） |
| mucinous | ムチン（粘液）性の | 〜（serous）cyst（ムチン性（漿液性）囊胞）/ 〜 cystadenoma（ムチン性囊胞腺腫） |
| mucosa | 粘膜 | gastric 〜（胃粘膜）/ nasal 〜（鼻粘膜）/ oral 〜（口腔粘膜） |
| mucosal | 粘膜の | 〜 bleeding（粘膜出血）/ 〜 cell（粘膜細胞）/ 〜 epithelium（粘膜上皮）/ 〜 polyp（粘膜ポリープ）/ 〜 thickening（粘膜肥厚） |
| mucous | 粘液（性）の | 〜 diarrhea（粘液性下痢）/ 〜 membrane（粘膜）/ 〜 plug（粘液栓） |
| mucus | 粘液 | cervical 〜（頚管粘液）/ nasal 〜（鼻粘液） |
| multiple | 多発性の | 〜 birth（多胎分娩）/ 〜 choice method（多項選択法）/ 〜 fracture（多発骨折）/ 〜 organ failure（多臓器不全）/ 〜 personality（多重人格）/ 〜 pregnancy（多胎妊娠）/ 〜 sclerosis（MS）（多発性硬化症） |
| mumps | 流行性耳下腺炎，ムンプス，おたふく風邪 | 〜 vaccine（ムンプスワクチン）/ 〜 virus infection（ムンプスウイルス感染症） |
| murmur | （心）雑音 | anemic 〜（貧血性雑音）/ aortic 〜（大動脈弁雑音）/ cardiac 〜（心雑音）/ crescendo organic heart 〜（漸増性器質性心雑音）/ pulmonic 〜（肺動脈弁雑音）/ systolic（diastolic）〜（収縮期（拡張期）雑音）/ tricuspid 〜（三尖弁雑音） |
| muscle | 筋肉 | abductor 〜（内転筋）/ extensor 〜（伸筋）/ flexor 〜（屈筋）/ involuntary 〜（不随意筋）/ 〜 ache（pain）（筋痛）/ 〜 contraction（筋収縮）/ 〜 relaxant（筋弛緩薬）/ 〜 spasm（筋痙攣） |
| muscular | 筋肉の | 〜 contraction（筋収縮）/ 〜 contracture（筋拘縮）/ 〜 dystrophy（筋ジストロフィー）/ 〜 paralysis（筋麻痺）/ 〜 relaxation（筋弛緩） |
| mutation | 突然変異 | chromosome 〜（染色体突然変異）/ gene 〜（遺伝子突然変異）/ lethal 〜（致死突然変異） |
| myasthenia | 筋無力症 | 〜 gravis（重症筋無力症）/ 〜 ocularis（眼筋無力症） |
| mycosis | 真菌症 | superficial 〜（表在性真菌症）/ systemic 〜（全身性真菌症） |
| mycotic | 真菌性の | 〜 disease（真菌症）/ 〜 infection（真菌感染）/ 〜 keratitis（真菌性角膜炎）/ 〜 vaginitis（真菌性腟炎） |
| mydriasis | 散瞳 | glaucomatous 〜（緑内障性散瞳）/ paralytic 〜（麻痺性散瞳）/ spastic 〜（痙性散瞳） |
| mydriatic | 散瞳の | 〜 action（散瞳作用）/ 〜 drug（散瞳薬） |
| myocardial | 心筋の | 〜 function（心筋機能）/ 〜 hypoxia（anoxia）（心筋低（無）酸素症）/ anterior（posterior）〜 infarction（前壁（後壁）心筋梗塞）/ 〜 insufficiency（心筋不全）/ 〜 ischemia（心筋虚血） |

| 用　語 | 意　味 | 用例および関連語 |
|---|---|---|
| myoma | 筋腫 | ※ myomectomy（筋腫核出術），myometrium（筋層），leiomyoma（平滑筋腫）// intramural ～（壁内筋腫）/ ～ nodule（筋腫結節）/ uterine ～（子宮筋腫） |
| myopia | 近視 | ※ myopic（近視の）// night ～（夜間近視）/ school ～（学校近視）/ spurious ～（偽性近視）/ transient ～（一過性近視） |
| myopic | 近視の | ～ astigmatism（近視性乱視）/ ～ choroidopathy（近視性脈絡膜症）/ ～ eye（近視眼） |
| myxedema | 粘液水腫 | ～ heart（粘液水腫心）/ infantile ～（乳児粘液水腫）/ pituitary ～（下垂体性粘液水腫） |
| **N** | | |
| narcotic | 麻薬（の），麻酔薬 | ～ addict（麻薬常用者）/ ～ addiction（麻薬中毒）/ ～ analgesic（麻薬性鎮痛薬）/ ～ antagonist（麻薬拮抗薬）/ ～ drug（麻薬）/ ～ intoxication（麻薬中毒） |
| nasal | 鼻の | ～ allergy（鼻アレルギー）/ ～ bleeding（鼻出血）/ ～ breathing（鼻呼吸）/ ～ cavity（鼻腔）/ ～ discharge（鼻汁）/ ～ drop（点鼻薬）/ ～douche（irrigation）（鼻洗浄）/ ～ speculum（鼻鏡） |
| nausea and vomiting | 悪心嘔吐 | ～ of pregnancy（つわり，妊娠悪心嘔吐） |
| necrosis | 壊死 | focal ～（巣状壊死）/ ischemic ～（虚血性壊死）/ pressure ～（圧迫壊死）/ suppurative ～（化膿性壊死） |
| necrotic | 壊死の | ～ angina（壊死性アンギナ）/ ～ change（壊死性変化）/ ～ inflammation（壊死性炎）/ ～ tissue（壊死組織） |
| needle | 針 | disposable ～（ディスポーザブル針）/ hypodermic ～（皮下注射針）/ lumbar puncture ～（腰椎穿刺針）/ ～ aspiration（針吸引）/ ～ biopsy（針バイオプシー）/ ～ holder（持針器）/ ～ prick（puncture）（針刺し）/ 18-gauge ～（18 ゲージ針） |
| needlestick | 針刺し | ～ accident（針刺し事故）/ ～ injury（針刺し損傷） |
| neonatal | 新生児の | ～ asphyxia（新生児仮死）/ ～ convulsion（新生児痙攣）/ ～ death rate（新生児死亡率）/ ～ intensive care unit（NICU）（新生児集中治療部）/ ～ jaundice（新生児黄疸）/ ～ melena（新生児メレナ）/ ～ period（新生児期）/ ～ weight loss（新生児体重減少） |
| neonate | 新生児 | high-risk ～（ハイリスク新生児）/ resuscitation of ～（新生児蘇生法） |
| neoplasm | 新生物，腫瘍 | adrenal ～（副腎腫瘍）/ benign（malignant）～（良性（悪性）新生物） |
| neoplastic | 新生物の，腫瘍の | ～ cell（腫瘍細胞）/ ～ mass（腫瘍性腫瘤）/ ～ proliferation（腫瘍性増殖） |
| nephrectomy | 腎摘出術 | partial ～（部分腎摘出手術）/ total ～（腎全摘出術） |
| nephritis | 腎炎 | ※ glomerulonephritis（糸球体腎炎），pyelonephritis（腎盂腎炎）// hemorrhagic ～（出血性腎炎）/ interstitial ～（間質性腎炎）/ lupus ～（ループス腎炎） |
| nephropathy | 腎症，ネフロパチー | diabetic ～（糖尿病性腎症）/ gouty ～（痛風性腎症）/ IgA ～（IgA 腎症） |
| neural | 神経（性）の | ～ control（神経性コントロール）/ ～ syphilis（神経梅毒）/ ～ tube defect（NTD）（神経管欠損症） |
| neuralgia | 神経痛 | facial ～（顔面神経痛）/ occipital ～（後頭神経痛）/ sacral（sciatic）～（坐骨神経痛）/ trigeminal ～（三叉神経痛） |

| 用　語 | 意　味 | 用例および関連語 |
|---|---|---|
| neuritis | 神経炎 | diabetic 〜(糖尿病性神経炎) / multiple 〜(多発性神経炎) / optic 〜(視神経炎) / traumatic 〜(外傷性神経炎) |
| neutral | 中性の | 〜 detergent(中性洗剤) / 〜 fat(中性脂肪) |
| nevus | 母斑 | 〜 cell(母斑細胞) / pigmented 〜(色素性母斑) / verrucous 〜(疣贅性母斑) |
| newborn | 新生児(の) | 〜 infant(新生児) / 〜 melena(新生児メレナ) / 〜 nursery(新生児室) / 〜 resuscitation(新生児蘇生法) |
| night | 夜(の) | ※ midnight(真夜中), all night long(一晩中) // 〜 blindness(夜盲) / 〜 cry(夜泣き) / 〜mare(悪夢) / 〜 nurse(夜勤看護師) / 〜 shift(夜勤) / 〜 sweat(寝汗) / 〜 urination(夜尿) / 〜 walking(夢遊) |
| nodular | (小)結節性(の) | 〜 amyloidosis(結節性アミロイドーシス) / 〜 goiter(結節性甲状腺腫) / 〜 lesion(結節性病変) / 〜 melanoma(結節性黒色腫) / 〜 skin lesion(結節性皮膚病変) |
| nodule | (小)結節 | singer's 〜(歌手結節) / subcutaneous 〜(皮下結節) / vocal cord 〜(声帯結節) |
| nonspecific | 非特異性の | 〜 immunity(非特異免疫) / 〜 therapy(非特異療法) / 〜 urethritis(非特異性尿道炎) |
| nosocomial | 院内の | 〜 contamination(院内汚染) / 〜 infection(院内感染) / 〜 infectious disease(院内感染症) |
| nothing by mouth | 禁食(絶食) | ※ nothing by mouth = nothing per os(NPO) |
| nuchal | 項部の | 〜 cord(臍帯巻絡) / 〜 pain(項部痛) / 〜 region(項部, うなじ) / 〜 rigidity(項部硬直) |
| numb | 麻痺した，しびれた | become(feel)〜(しびれる) / 〜 arm(finger, foot)(しびれた腕(指, 足)) / 〜 feeling(麻痺感) |
| numbness | 麻痺，しびれ | facial 〜(顔面麻痺) / limb 〜(手足の麻痺) / upper extremity 〜(上肢麻痺) |
| nursery | 新生児室，託児所 | day 〜(託児所) / 〜 nurse(保母) / 〜 room(新生児室) / 〜 school(保育園) |
| nutrition | 栄養 | ※ malnutrition(栄養不良) // central venous 〜(中心静脈栄養) / enteral 〜(経腸栄養) / intravenous 〜(経静脈栄養) |
| nutritional | 栄養の | 〜 anemia(栄養性貧血) / 〜 deficiency(栄養不足) / 〜 requirement(栄養所要量) / 〜 state(栄養状態) |
| nystagmus | 眼振，眼球振盪 | ataxic 〜(失調性眼振) / cerebral 〜(大脳性眼振) / horizontal(vertical)〜(水平(垂直)眼振) / labyrinthine 〜(迷路性眼振) / vestibular 〜(前庭性眼振) |
| O ||||

| 用　語 | 意　味 | 用例および関連語 |
|---|---|---|
| obese | 肥満の | ※ nonobese(非肥満の) // 〜 child(肥満児) / 〜 patient(肥満患者) |
| obesity | 肥満(症) | endocrine 〜(内分泌性肥満) / hypothalamic 〜(視床下部性肥満) / infantile 〜(小児肥満) / morbid 〜(病的肥満) / upper body 〜(上半身肥満) |
| obliteration | 閉塞 | ※ obliterate(閉塞させる) // ileal 〜(回腸閉塞) / 〜 of dead space(死腔の閉塞) / thrombotic 〜(血栓性閉塞) |
| obstruction | 閉塞(症)，妨害 | airway 〜(気道閉塞) / biliary 〜(胆道閉塞) / intestinal 〜(腸閉塞) / upper airway 〜(上気道閉塞) / ureteral 〜(尿管閉塞) |

| 用　語 | 意　味 | 用例および関連語 |
|---|---|---|
| obstructive | 閉塞性の | 〜 atelectasis（閉塞性無気肺）/ 〜 ileus（閉塞性イレウス）/ 〜 jaundice（閉塞性黄疸）/ 〜 pneumonia（閉塞性肺炎）/ 〜 pulmonary emphysema（閉塞性肺気腫）/ 〜 sleep apnea（閉塞性睡眠時無呼吸）/ 〜 thrombus（閉塞性血栓） |
| occlusion | 閉塞，閉鎖，咬合 | ※ occlusive（閉塞性の）// abnormal 〜（不正咬合）/ coronary 〜（冠動脈閉塞）/ vascular 〜（血管閉塞）/ venous 〜（静脈閉塞） |
| occlusive | 閉塞(性)の | 〜 arterial disease（閉塞性動脈疾患）/ 〜 ileus（閉塞性イレウス）/ 〜 lesion（閉塞性病変）/ 〜 thrombus（閉塞性血栓） |
| occult | 潜在性の | fecal 〜 blood test（便潜血試験）/ 〜 bleeding（潜在出血）/ 〜 cancer（潜伏癌）/ 〜 fracture（不顕性骨折）/ 〜 hematuria（潜血尿） |
| ocular | 眼球の | 〜 fundus（眼底）/ 〜 movement（眼球運動）/ 〜 tension（眼圧） |
| ointment | 軟膏 | anesthetic 〜（麻酔軟膏）/ antibiotic 〜（抗生物質軟膏）/ antimicrobial 〜（抗菌軟膏）/ eye 〜（眼軟膏）/ steroid 〜（ステロイド軟膏） |
| oliguria | 乏尿 | persistent 〜（持続性乏尿）/ temporary 〜（一時的乏尿） |
| operable | 手術可能の | 〜 cancer（手術可能癌）/ 〜 stage（手術可能病期） |
| operating room(OR) | 手術室 | clean aseptic 〜（無菌手術室）/ 〜 nurse（OR nurse）（手術室看護師） |
| operative | 手術の | ※ preoperative（術前の），postoperative（術後の）// 〜 complication（手術合併症）/ 〜 field（術野）/ 〜 note（手術記録）/ 〜 procedure（手術手技）/ 〜 removal（手術的除去）/ 〜 scar（手術瘢痕） |
| optic | 視覚の，眼の | 〜 atrophy（視神経萎縮）/ 〜 chiasm（視神経交叉）/ 〜 nerve（視神経） |
| optical | 眼の，光学の | 〜 character reader（光電式文字読取装置）/ 〜 fiber（光ファイバー）/ 〜 illusion（錯視）/ 〜 instrument（光学器械）/ 〜 microscope（光学顕微鏡） |
| orthopneic | 起座呼吸の | ※ orthopnea（起座呼吸）// 〜 patient（起座呼吸の患者）/ 〜 position（起座呼吸姿勢） |
| osteomalacia | 骨軟化症 | infantile 〜（乳児骨軟化症）/ juvenile 〜（若年性骨軟化症）/ senile 〜（老人性骨軟化症） |
| osteomyelitis | 骨髄炎 | maxillary 〜（上顎骨骨髄炎）/ suppurative 〜（化膿性骨髄炎） |
| osteoporosis | 骨粗鬆症 | juvenile 〜（若年性骨粗鬆症）/ postmenopausal 〜（閉経後骨粗鬆症）/ senile 〜（老人性骨粗鬆症） |
| osteoporotic | 骨粗鬆症の | 〜 fracture（骨粗鬆症性骨折）/ 〜 hip fracture（骨粗鬆症性股関節骨折） |
| ovarian | 卵巣の | bilateral 〜 cysts（両側性卵巣嚢腫）/ 〜 cancer（卵巣癌）/ mucinous (serous) 〜 cyst（ムチン性(漿液性)卵巣嚢腫）/ unilocular (multilocular) 〜 cyst（単房性(多房性)卵巣嚢腫）/ solid 〜 tumor（充実性卵巣腫瘍）/ twisted 〜 cyst（茎捻転卵巣嚢腫）/ unilateral ovarial cyst（片側性卵巣嚢腫） |
| ovary | 卵巣 | accessory 〜（副卵巣）/ polycystic 〜（PCO）（多嚢胞性卵巣） |
| ovulation | 排卵 | ※ anovulation（無排卵）// induced 〜 , 〜 induction（排卵誘発）/ 〜 inhibitor（排卵抑制剤）/ 〜 period（排卵期） |
| ovulatory | 排卵の | 〜 cycle（排卵性周期）/ 〜 pain（排卵痛） |
| oxygen | 酸素 | compressed 〜（圧縮酸素）/ hyperbaric 〜 chamber（高圧酸素室）/ 〜 concentration（酸素濃度）/ 〜 deficiency（酸素欠乏）/ 〜 inhalation（酸素吸入）/ 〜 inhaler（酸素吸入器）/ 〜 mask（酸素マスク）/ 〜 requirement（酸素必要量）/ 〜 supply（酸素供給）/ 〜 therapy（酸素療法） |

| 用　語 | 意　味 | 用例および関連語 |
|---|---|---|
| | | **P** |
| pain | 痛み，疼痛 | anginal 〜(狭心痛) / back 〜(背痛) / burning 〜(灼熱痛) / chest 〜(胸痛) / dull(sharp)〜(鈍(鋭)痛) / epigastric 〜(心窩部痛) / labor 〜(陣痛) / left(right)upper(lower)quadrant 〜(左(右)上(下)腹部痛) / low(upper)abdominal 〜(下(上)腹部痛) / knee and joint 〜(膝と関節の痛み) |
| painful | 痛い | 〜 area(有痛性部位) / 〜 claudication(疼痛性跛行) / 〜 induration(有痛性硬結) / 〜 menstrual period(有痛性月経) / 〜 node(痛い結節) / 〜 point(疼痛点) |
| painless | 無痛の | 〜 bleeding(無痛性出血) / 〜 delivery(childbirth)(無痛分娩) / 〜 lump(mass)(痛くないしこり) / 〜 procedure(無痛操作) / 〜 swelling(無痛性腫脹) |
| palliative | 緩和の，姑息の，一時しのぎの | 〜 care(緩和ケア，緩和療法) / 〜 chemotherapy(緩和化学療法) / 〜 medicine(緩和医療) / 〜 radiation therapy(緩和放射線療法) / 〜 surgery(operation)(緩和手術) / 〜 treatment(緩和療法) |
| palpable | 触知可能の | 〜 kidney(触知可能の腎臓) / 〜 breast mass(触知できる乳房のしこり) |
| palpation | 触知，触診 | abdominal 〜(腹部触診) / bimanual 〜(双手触診) / inspection and 〜(視診と触診) |
| palpitation | 動悸，心悸亢進 | heart 〜(心悸亢進) / unexplained 〜(不明の動悸) |
| pancreatitis | 膵炎 | ※ pancreas(膵臓)，pancreatic(膵臓の) // acute hemorrhagic 〜(急性出血性膵炎) / alcoholic 〜(アルコール性膵炎) / necrotizing 〜(壊死性膵炎) |
| papillary | 乳頭(状)の | 〜 adenocarcinoma(乳頭状腺癌) / 〜 growth(乳頭状増殖) / 〜 lesion(乳頭状病変) / 〜 muscle(乳頭筋) / 〜 polyp(乳頭状ポリープ) |
| papilledema | うっ血乳頭 | bilateral 〜(両側性うっ血乳頭) / optic nerve 〜(視神経乳頭水腫) |
| papilloma | 乳頭腫，パピローマ | bladder 〜(膀胱乳頭腫) / 〜 virus(パピローマウイルス) |
| papular | 丘疹状の | 〜 dermatitis(丘疹性皮膚炎) / 〜 eczema(丘疹性湿疹) / 〜 skin disease(丘疹性皮膚疾患) |
| paracentesis | 穿刺(術) | abdominal 〜(腹腔穿刺) / diagnostic 〜(診断的穿刺) |
| paralysis | 麻痺 | bulbar 〜(球麻痺) / central 〜(中枢性麻痺) / facial 〜(顔面神経麻痺) / infantile 〜(小児麻痺) / lower(upper)extremity 〜(下肢(上肢)麻痺) / motor 〜(運動麻痺) / muscular 〜(筋麻痺) / 〜 agitans(振戦麻痺) |
| paralytic | 麻痺(性)の | 〜 dementia(麻痺性認知症) / 〜 dysphagia(麻痺性嚥下困難) / 〜 gait(麻痺性歩行) / 〜 ileus(麻痺性イレウス) / 〜 strabismus(麻痺性斜視) |
| parenteral | 非経口的の | 〜 administration(非経口投与) / 〜 alimentation(非経口栄養) / 〜 feeding(非経口栄養補給) / 〜 nutrition(非経口栄養) |
| paresis | 不全麻痺 | facial nerve 〜(顔面神経不全麻痺) / gastro 〜(胃不全麻痺) / general 〜(全身不全麻痺) / hemi 〜(片側不全麻痺) |
| paresthesia | 感覚異常(症) | ※ paresthetic(感覚異常の) // arm(hand, leg) 〜(腕(手, 脚)感覚異常) / upper(lower)-limb 〜(上肢(下肢)感覚異常) / persistent(temporary)〜(持続性(一過性)感覚異常) |
| parotitis | 耳下腺炎 | epidemic 〜(流行性耳下腺炎，おたふくかぜ) / infectious 〜(伝染性耳下腺炎) / postoperative 〜(術後耳下腺炎) |
| patency | 開存性，疎通性 | airway 〜(気道開存性) / tubal 〜 test(卵管疎通性検査) |

| 用 語 | 意 味 | 用例および関連語 |
|---|---|---|
| patent | 開存性の | 〜 airway（開存気道）/ 〜 ductus arteriosus（PDA）（動脈管開存症）/ 〜 foramen ovale（卵円孔開存症） |
| pathogenic | 病原性の | 〜 bacteria（病原菌）/ 〜 coli（病原大腸菌）/ 〜 fungus（病原性真菌）/ 〜 virus（病原性ウイルス） |
| pathologic | 病（理）的の | 〜 diagnosis（病理診断）/ 〜 features（病的特徴）/ 〜 fracture（病的骨折）/ 〜 glycosuria（病的糖尿） |
| pathological | 病理学の | 〜 autopsy（病理解剖）/ 〜 diagnosis（病理学的診断）/ 〜 examination（病理学検査）/ 〜 finding（病理学的所見） |
| pathology | 病理学 | cyto〜（細胞病理学）/ clinical 〜（臨床病理学）/ molecular 〜（分子病理学）/ surgical 〜（外科病理学） |
| pedigree | 家系図，血統 | ※ pedigreed dog（血統書付きの犬）// 〜 analysis（家系分析）/ 〜 certificate（血統証明書）/ 〜 chart（家系図） |
| perception | 認知，知覚 | color（depth, distance, motor, sound, temperature, time）〜（色（奥行，距離，運動，音，温度，時間）覚）/ 〜 gap（認識のずれ） |
| percussion | 打診 | 〜 dullness（打診濁音）/ 〜 finding（打診所見）/ 〜 sound（打診音） |
| percutaneous | 経皮的の | 〜 absorption（経皮吸収）/ 〜 infection（経皮感染） |
| perforated | 穿孔した | ※ perforation（穿孔）// 〜 appendix（穿孔虫垂）/ 〜 duodenal（gastric）ulcer（穿孔十二指腸（胃）潰瘍） |
| perforation | 穿孔 | esophageal 〜（食道穿孔）/ gastrointestinal 〜（胃腸穿孔）/ uterine 〜（子宮穿孔） |
| perfusion | 灌流 | cerebral 〜（脳灌流）/ coronary artery 〜（冠動脈灌流）/ pulmonary 〜（肺灌流）/ regional 〜（局所灌流） |
| pericarditis | 心外膜炎，心嚢炎 | adhesive（constrictive）〜（癒着性（狭窄性）心膜炎），bacterial（rheumatic）〜（細菌性（リウマチ性）心外膜炎） |
| perinatal | 周産期の | 〜 anoxia（hypoxia）（周産期無（低）酸素症）/ 〜 asphyxia（周産期仮死）/ 〜 death（周産期死亡）/ 〜 medicine（周産期医学）/ 〜 mortality rate（周産期死亡率）/ 〜 period（周産期） |
| perineal | 会陰の | ※ perineum（会陰）// 〜 discomfort（会陰部不快感）/ 〜 laceration（会陰裂傷）/ 〜 pruritus（会陰掻痒） |
| periosteum | 骨膜 | ※ periostitis（骨膜炎）// inner（outer）layer of 〜（骨膜内（外）層）/ 〜 thickening（骨膜肥厚） |
| peripheral | 末梢の，周辺の | 〜 blood（末梢血）/ 〜 cataract（周辺性白内障）/ 〜 circulation（末梢循環）/ 〜 nervous system（末梢神経系）/ 〜 resistance（末梢抵抗）/ 〜 scotoma（周辺暗点）/ 〜 vision（周辺視野） |
| peristalsis | 蠕動 | ※ peristaltic（蠕動の）// colonic（esophageal, intestinal, tubal）〜（結腸（食道，腸，卵管）蠕動）/ reversed 〜（逆蠕動） |
| peritoneal | 腹膜の | 〜 abscess（骨膜膿瘍）/ 〜 irritation symptom（髄膜刺激症状） |
| peritoneum | 腹膜 | parietal（visceral）〜（壁側（臓側）腹膜）/ pelvic 〜（骨盤腹膜）/ pneumo〜（気腹）/ retro〜（後腹膜）/ urogenital 〜（尿生殖腹膜） |
| peritonitis | 腹膜炎 | carcinomatous 〜（癌性腹膜炎）/ chemical 〜（化学性腹膜炎）/ generalized 〜（汎発性腹膜炎）/ meconium 〜（胎便性腹膜炎）/ pelvic 〜（骨盤腹膜炎）/ postoperative 〜（術後腹膜炎） |
| perspiration | 発汗 | ※ perspire（発汗する）// insensible（sensible）〜（不感性（感知性）発汗）/ psychogenic 〜（精神性発汗） |

| 用　語 | 意　味 | 用例および関連語 |
|---|---|---|
| pertussis | 百日咳 | ※＝whooping cough（百日咳），DTP vaccine（diphtheria-tetanus-pertussis vaccine）（ジフテリア・破傷風・百日咳ワクチン）// ～ immunoglobulin（百日咳免疫グロブリン）/ ～ toxin（百日咳毒素） |
| petechia | 点状出血 | ※ petechiae（複）// conjunctival ～（結膜点状出血）/ skin ～（皮膚点状出血）/ gingival ～（歯肉点状出血） |
| petechial | 点状出血の | ～ bleeding（hemorrhage）（点状出血） |
| phagocytosis | 食作用 | ※ phagocyte（食細胞），phagocytic（食作用の）// leukocytic ～（白血球食作用）/ macrophage ～（マクロファージ食作用） |
| pharyngitis | 咽頭炎 | ※ pharynx（咽頭）// gangrenous（membranous）～（壊疽性（膜性）咽頭炎）/ laryngo～（咽頭喉頭炎）/ streptococcal ～（連鎖球菌咽頭炎） |
| phlebitis | 静脈炎 | puerperal ～（産褥性静脈炎）/ septic ～（敗血症性静脈炎）/ suppurative ～（化膿性静脈炎）/ thrombo～（血栓静脈炎） |
| phrenic | 横隔膜の | ～ nerve（横隔膜神経）/ sub～ abscess（横隔膜下膿瘍） |
| physical | 身体的の，理学的の | annual ～ checkup（毎年の健康診断）/ ～ constitution（体格）/ ～ examination（身体検査）/ ～ exercise（体操，運動）/ ～ therapy（理学療法） |
| physiologic | 生理学的，生理的な | neonatal ～ hyperbilirubinemia（生理的新生児高ビリルビン血症）/ ～ amenorrhea（生理的無月経）/ ～ jaundice（生理的黄疸） |
| physiological | 生理学の，生理的な | ～ homeostasis（生理的恒常性）/ ～ saline solution（生理的食塩水） |
| pigmentation | 色素沈着 | bile ～（胆汁色素沈着）/ hyper～（色素沈着過剰）/ melanin ～（メラニン色素沈着）/ skin ～（皮膚色素沈着） |
| pimple | にきび，面疱 | ～d face（にきび顔）/ ～ on one's nose（鼻の上のにきび） |
| pituitary | 脳下垂体（の） | anterior（posterior）～（脳下垂体前（後）葉）/ ～ amenorrhea（下垂体性無月経）/ ～ dwarf（下垂体性小人症）/ ～ dysfunction（下垂体機能不全）/ ～ function test（脳下垂体機能検査）/ ～ gonadotropin（下垂体ゴナドトロピン）/ ～ hormone（下垂体ホルモン） |
| placenta | 胎盤 | abruptio ～e（胎盤早期剥離）/ low-lying ～（低位胎盤）/ ～ accreta（increta, percreta）（癒着（陥入，穿孔）胎盤）/ ～ previa（前置胎盤） |
| placental | 胎盤の | ～ aging（胎盤加齢）/ ～ barrier（胎盤関門）/ ～ circulation（胎盤循環）/ ～ dysfunction syndrome（胎盤機能不全症候群）/ ～ insufficiency（胎盤機能不全症）/ ～ localization（胎盤位置決定） |
| planned delivery | 計画分娩 | ※＝planned childbirth（計画分娩） |
| plasma | 血漿 | blood ～（血漿）/ fresh frozen ～（FFP）（新鮮凍結血漿）/ ～ protein（血漿蛋白） |
| platelet | 血小板 | ～ agglutination（血小板凝集）/ ～ concentrate（血小板濃縮液）/ ～ count（血小板数）/ ～ transfusion（血小板輸血） |
| pleural | 胸膜の，肋膜の | ※ pleura（胸膜，肋膜）// ～ cavity（胸膜腔）/ ～ effusion（胸水）/ exudate（胸膜浸出液）/ ～ space（胸膜腔） |
| pneumococcal | 肺炎球菌の | ※ pneumococcus（肺炎球菌）// ～ infectious disease（肺炎球菌感染症）/ ～ meningitis（肺炎球菌性髄膜炎）/ ～ pneumonia（肺炎球菌性肺炎） |
| pneumonia | 肺炎 | aspiration ～（吸引性肺炎）/ bronchial ～（気管支肺炎）/ streptococcal（staphylococcal, viral）～（連鎖球菌性（ブドウ球菌性，ウイルス性）肺炎） |

| 用　語 | 意　味 | 用例および関連語 |
|---|---|---|
| pneumothorax | 気胸 | closed（open）〜（閉鎖性（開放性）気胸）/ spontaneous 〜（自然気胸）/ traumatic 〜（外傷性気胸） |
| polycystic | 多嚢胞性の | 〜 kidney（liver）（多嚢胞腎（肝））/ 〜 ovary（PCO）（多嚢胞卵巣） |
| polyhydram-nios | 羊水過多症 | ※ oligohydramnios（羊水過少症） |
| polyneuritis | 多発性神経炎 | alcoholic 〜（アルコール多発神経炎）/ postinfectious 〜（感染後多発神経炎） |
| polyp | ポリープ | cervical 〜（子宮頚部ポリープ）/ 〜ectomy（ポリープ切除）/ endocervical（endometrial）〜（子宮頚管（内膜）ポリープ）/ gastric（intestinal, laryngeal, placental）〜（胃（腸，喉頭，胎盤）ポリープ）/ 〜oid tumor（ポリープ状腫瘍） |
| polyphagia | 多食症 | 〜 in diabetes（糖尿病における多食症） |
| polyuria | 多尿 | nocturnal 〜（夜間多尿）/ persistent 〜（持続性多尿）/ transitory 〜（一過性多尿） |
| portal | 門脈の | 〜 blood pressure（門脈圧）/ 〜 circulatory system（門脈循環系）/ 〜 hypertension（門脈圧亢進症）/ 〜 liver cirrhosis（門脈性肝硬変）/ 〜 vein（門脈） |
| postmeno-pausal | 閉経後の | 〜 atrophic vaginitis（閉経後萎縮性腟炎）/ 〜bleeding（閉経後出血）/ 〜 patient（閉経後の患者）/ 〜 syndrome（閉経後症候群） |
| postoperative | 術後の | 〜 adhesion（術後癒着）/ 〜 care（術後ケア）/ 〜 complication（術後合併症）/ 〜 course（術後経過）/ 〜 irradiation（術後照射）/ 〜 radiotherapy（術後放射線治療） |
| postpartum | 分娩後の | 〜 cardiomyopathy（分娩後心筋症）/ 〜 depression（blues）（分娩後うつ）/ 〜 hemorrhage（分娩後出血）/ 〜 hypertension（分娩後高血圧） |
| postprandial | 食後の | 2-hour 〜 blood glucose test（食後 2 時間の血糖値検査）/ 〜 belching（食後のげっぷ）/ 〜 abdominal fullness（食後腹部膨満感） |
| posttraumatic | 外傷後の | 〜 amnesia（外傷後記憶喪失）/ 〜 delirium（外傷後せん妄）/ 〜 dementia（外傷後認知症）/ 〜 encephalopathy（術後脳症）/ 〜 epilepsy（外傷後てんかん）/ 〜 stress disorder（PTSD）（心的外傷後ストレス障害） |
| precancerous | 前癌（性）の | 〜 change（前癌変化）/ 〜 growth（前癌性増殖）/ 〜 lesion（前癌病変）/ 〜 polyp（前癌性ポリープ） |
| precocious | 早熟の，早発の | 〜 menopause（早発閉経）/ 〜 menstruation（早発月経）/ 〜 puberty（早発思春期） |
| pregnancy | 妊娠 | ※ pregnancy＝gestation // abdominal 〜（腹腔妊娠）/ ectopic 〜（子宮外妊娠）/ high-risk 〜（ハイリスク妊娠）/ 〜 40 weeks（妊娠 40 週）/ 〜 test（妊娠反応）/ probable（presumptive, positive）signs of 〜（妊娠疑徴（不確徴，確徴））/ single（twin, triplet）〜（単体（双胎，三胎）妊娠）/ signs and symptoms of 〜（妊娠の徴候と症状）/ term 〜（満期妊娠）/ toxemia of 〜（妊娠中毒症） |
| pregnant | 妊娠している | 〜 woman（妊婦）　※ She is 28 weeks pregnant.（妊娠 28 週である）/ to become 〜（妊娠する） |
| premature | 未熟の，早産の | 〜 delivery（早産）/ 〜 baby（infant）（早産児）/ 〜 labor（早産）/ 〜 menopause（早発閉経）/ 〜（early）rupture of the membranes（前期（早期）破水） |
| premedication | 前投薬，プレメディケーション | anesthetic 〜（麻酔前投薬）/ antibiotic 〜（抗生物質前投薬） |

| 用　語 | 意　味 | 用例および関連語 |
|---|---|---|
| premenstrual | 月経前の | 〜 edema（月経前浮腫）/ 〜 headache（月経前頭痛）/ 〜 syndrome（月経前症候群）/ 〜 tension syndrome（月経前緊張症候群） |
| preoperative | 術前の | 〜 blood test（術前血液検査）/ 〜 chest X-ray（術前胸部 X 線）/ 〜 evaluation（術前評価）/ 〜 irradiation（術前照射）/ 〜 round（術前回診） |
| prenatal | 出生前の | 〜 checkup（出生前検診）/ 〜 death（出生前死亡）/ 〜 diagnosis（出生前診断）/ 〜 screening test（出生前スクリーニングテスト） |
| prescription | 処方（箋） | ※ prescribe（処方する）// 〜 drug（処方薬）/ 〜 error（処方間違い）/ 〜 form（処方箋方式）/ narcotic 〜（麻薬処方箋） |
| prevention | 予防 | accident（disease）〜（災害（疾病）予防）/ epidemic 〜（防疫）/ suicide 〜（自殺予防）　※ Centers for Disease Control and Prevention（CDC）（米国疾病予防管理センター） |
| preventive | 予防の | 〜 inoculation（予防接種）/ 〜 medicine（予防医学）/ 〜 measures（予防処置）/ 〜 vaccination（予防接種） |
| primary | 原発性の，第一次の | 〜 amenorrhea（原発性無月経）/ 〜 cancer（原発癌）/ 〜 care（プライマリケア）/ 〜 cesarean section（初回帝王切開）/ 〜 culture（初代培養）/ 〜 diagnosis（第一診断）/ 〜 dysmenorrhea（原発性月経困難症）/ 〜 focus（原発巣）/ 〜 follicle（原始卵胞）/ 〜 infection（初感染）/ 〜 syphilis（第一期梅毒） |
| prodromal | 前駆の | 〜 period（stage）（前駆期）/ 〜symptom（前駆症状） |
| prognosis | 予後 | good（poor）〜（良好な（不良な）予後）/ genetic 〜（遺伝的予後）/ long-term 〜（長期予後） |
| prognostic | 予後の | 〜 factor（予後因子）/ 〜 indicator（予後指標） |
| progressive | 進行性の | 〜 bulbar paralysis（進行性球麻痺）/ 〜 cataract（進行性白内障）/ 〜 dementia（進行性認知症）/ 〜 muscular dystrophy（進行性筋ジストロフィー）/ 〜 uremia（進行性尿毒症） |
| proliferation | 増殖 | candida 〜（カンジダの増殖）/ cell 〜（細胞増殖）/ epithelial 〜（上皮増殖）/ gingival 〜（歯肉増殖） |
| proliferative | 増殖性の | 〜 endometrium（増殖期子宮内膜）/ 〜 glomerulonephritis（増殖性糸球体腎炎）/ 〜 retinopathy（増殖性網膜症） |
| prophylactic | 予防の | 〜 immunization（予防免疫接種）/ 〜 irradiation（予防照射）/ 〜 vaccination（予防接種） |
| prophylaxis | 予防 | active（passive）〜（能動的（受動的）予防法）/ dental 〜（歯科予防法）/ immuno〜（免疫学的予防） |
| prostate | 前立腺 | ※ prostatectomy（前立腺切除術）// 〜 cancer（前立腺癌）/ 〜 gland（前立腺）/ 〜 hypertrophy（前立腺肥大）/ nodular hyperplasia of 〜（前立腺結節性過形成） |
| proteinuria | 蛋白尿 | asymptomatic 〜（無症候性蛋白尿）/ febrile 〜（熱性蛋白尿）/ orthostatic 〜（起立性蛋白尿） |
| proximal | 近位の | 〜 artery（近位動脈）/ 〜 convoluted tubule（近位曲尿細管）/ 〜 renal tubule（近位尿細管） |
| pruritic | そう痒の，かゆい | 〜 dermatitis（そう痒性皮膚炎）/ 〜 papule（そう痒性丘疹）/ 〜 rash（そう痒性皮疹） |
| pruritus | そう痒症 | facial 〜（顔面そう痒症）/ 〜 ani（anal 〜）（肛門そう痒）/ perianal 〜（肛門周囲のかゆみ）/ senile 〜（老人性そう痒症）/ vulvar 〜（外陰部そう痒） |
| psoriasis | 乾癬 | palmer 〜（手掌型乾癬）/ pustular 〜（膿疱性乾癬） |

| 用　語 | 意　味 | 用例および関連語 |
|---|---|---|
| psoriatic | 乾癬の | ～ arthritis（乾癬性関節炎）/ ～ erythrodermia（感染性紅皮症）/ ～ rash（感染性皮疹） |
| psychoso-matic | 心身の | ～ disease（PSD）（心身症）/ ～ disorder（心身障害）/ ～ medicine（PSM）（心身医学，精神身体医学） |
| psychotherapy | 精神療法 | group ～（集団精神療法）/ hypnotic ～（催眠精神療法）/ supportive ～（指示的精神療法） |
| puberty | 思春期 | precocious（delayed）～（早発（遅発）思春期）/ ～ melancholia（思春期うつ病） |
| pulmonary | 肺の | ～ alveolus, alveoli（肺胞（単），（複））// ～ edema（肺水腫）/ ～ embolism（肺塞栓症）/ ～ emphysema（肺気腫）/ ～ function test（肺機能検査）/ ～ hypertension（肺高血圧症）/ ～ infarction（肺梗塞）/ ～ metastasis（肺転移）/ ～ rale（肺ラ音）/ ～ silicosis（珪肺）/ ～ valve（肺動脈弁） |
| pulsatile | 拍動性の | ～ blood flow（拍動血流）/ ～ mass（拍動性腫瘤）/ ～ pain（拍動痛，ずきずき痛） |
| pulsation | 拍動 | epigastric ～（心窩部拍動）/ umbilical cord ～（臍帯拍動）/ suprasternal ～（胸骨上拍動） |
| pulse | 脈（拍） | alternating ～（交代脈）/ bigeminal ～（二段脈）/ carotid artery ～（頚動脈拍）/ femoral ～（大腿脈拍）/ irregular ～（不整脈）/ ～ rate（脈拍数）/ rapid（slow）～（速（遅）脈） |
| pulseless | 脈なしの | ～ disease（脈無し病） |
| puncture | 穿刺（する） | abdominal（bone marrow, lumbar, pleural, spinal）～（腹腔（骨髄，腰椎，胸膜，脊椎）穿刺）/ ～ fluid（穿刺液）/ ～ needle（穿刺針）/ ～ site（穿刺部位） |
| pupil | 瞳孔 | contracted（dilated, fixed, pinhole）～（縮瞳（散瞳，固定，ピンホール）瞳孔） |
| pupillary | 瞳孔の | ～ dilatation（散瞳）/ ～ reaction（reflex）（瞳孔反応（反射））/ ～ sphincter（瞳孔括約筋） |
| purpura | 紫斑病 | anaphylactoid ～（アナフィラキシー様紫斑病）/ hemorrhagic ～（出血性紫斑病）/ idiopathic thrombocytopenic ～（特発性血小板減少性紫斑病） |
| purulent | （化）膿性の | ～ discharge（膿性分泌物，膿性帯下）/ ～ exudate（膿性滲出液）/ ～ inflammation（化膿性炎）/ ～ meningitis（化膿性髄膜炎）/ ～ otorrhea（膿性耳漏）/ ～ sputum（膿性痰） |
| pus | 膿，膿汁 | ～ basin（膿盆）/ ～ formation（化膿） |
| pustular | 膿疱（性）の | ～ acne（膿疱性ざ瘡）/ ～ dermatitis（膿疱性皮膚炎）/ ～ rash（膿疱疹）/ ～ tonsillitis（膿疱性扁桃炎） |
| pustule | 膿疱 | foul-smelling ～（悪臭性膿疱）/ spongiform ～（海綿状膿疱） |
| pyelitis | 腎盂炎 | hemorrhagic ～（出血性腎盂炎）/ encrusted ～（被殻性腎盂炎） |
| pyelography | 腎盂造影 | drip infusion ～（DIP）（点滴静注腎盂造影法）/ intravenous ～（IVP）（静脈性腎盂造影法）/ retrograde ～（逆行性腎盂造影） |
| pyelonephritis | 腎盂腎炎 | ascending ～（上行性腎盂腎炎）/ recurrent ～（再発性腎盂腎炎） |
| pyloric | 幽門の | ～ sphincter（幽門括約筋）/ ～ stenosis（stricture）（幽門狭窄）/ ～ valve（幽門弁） |
| pyogenic | 化膿性の | ～ arthritis（化膿性関節炎）/ ～ bacteria（化膿菌）/ ～ osteomyelitis（化膿性骨髄炎）/ ～ pneumonia（化膿性肺炎） |

| 用　語 | 意　味 | 用例および関連語 |
|---|---|---|
| pyrexia | 発熱 | mild 〜（軽熱）/ postoperative 〜（術後発熱）/ 〜 of unknown origin（原因不明熱） |
| pyrosis | 胸焼け | ※＝heartburn（胸焼け）// glosso〜（舌熱感） |
| pyuria | 膿尿 | aseptic(sterile)〜（無菌性膿尿） |
| **Q** | | |
| quantitative | 定量の，量的の | 〜 analysis（定量分析）/ 〜 alteration（量的変化）/ 〜 test（定量試験） |
| quotient | 指数，比率，商 | intelligence 〜（IQ）（知能指数）/ respiratory 〜（呼吸商，呼吸率） |
| **R** | | |
| rabies | 狂犬病 | 〜 antiserum（狂犬病抗血清）/ 〜 immune globulin（狂犬病免疫グロブリン）/ 〜 vaccination（狂犬病予防接種） |
| radial | 橈骨の，放射状の | 〜 artery(nerve)（橈骨動脈（神経））/ 〜 fiber（放射状線維）/ 〜 paralysis（橈骨神経麻痺）/ 〜 pulse（橈骨動脈拍） |
| radiation | 放射，照射 | 〜 burn（放射性熱傷）/ ionizing 〜（電離放射線）/ 〜 cystitis（放射線膀胱炎）/ 〜 dermatitis（放射線皮膚炎）/ 〜 dose（放射線量）/ 〜 injury（放射線傷害）/ 〜 sickness（放射線宿酔） |
| radical | 根治的の | 〜 cure（根治）/ 〜 excision（根治的切除）/ 〜 hysterectomy（根治的子宮摘出術）/ 〜 lymph node dissection（根治リンパ節郭清術）/ 〜 operation(surgery)（根治手術）/ 〜 treatment（根治療法） |
| radioactive | 放射性の | 〜 contamination（放射能汚染）/ 〜 fallout（放射性降下物）/ 〜 half-life（放射性半減期）/ 〜 isotope（放射性同位元素）/ 〜 rain（放射能雨）/ 〜 substance（放射性物質）/ 〜 waste（放射性廃棄物） |
| radiological | 放射線学の | 〜 accident（放射能事故）/ 〜 examination（放射線検査）/ 〜 technician（放射線技師） |
| rale | ラ音，水泡音 | bubbling 〜（水泡音）/ crackling 〜（破裂性ラ音）/ crepitant 〜（捻髪音）/ dry(moist)〜（乾性（湿性）ラ音） |
| rash | 発疹，皮疹 | diaper 〜（おむつかぶれ）/ drug 〜（薬疹）/ heat 〜（あせも）/ macular 〜（斑点状発疹）/ skin 〜（皮疹） |
| recessive | 劣性の | 〜 gene（劣性遺伝子）/ 〜 hereditary disease（劣性遺伝病）/ 〜 inheritance（劣性遺伝）/ 〜 mutation（劣性突然変異） |
| recipient | レシピエント，受容者 | blood 〜（受血者）/ liver(renal)transplant 〜（肝（腎）移植レシピエント）/ organ transplant 〜（臓器移植レシピエント） |
| reconstructive | 再建の | 〜 breast surgery（乳房再建手術）/ 〜 mammoplasty（乳房再建術）/ 〜 operation(surgery)（再建手術） |
| recovery | 回復，回収 | 〜 period（回復期）/ 〜 rate（回復率）/ 〜 room（回復室） |
| rectal | 直腸の | 〜 anesthesia（直腸麻酔）/ 〜 bleeding（直腸出血）/ 〜 examination（直腸診）/ 〜 fistula（直腸瘻）/ 〜 temperature（直腸温） |
| rectum | 直腸 | ampulla of 〜（直腸膨大部）/ 〜 cancer（直腸癌） |
| recur | 再発する | ※ His cancer 〜red after 5 years.（5年後に彼の癌は再発した） |
| recurrence | 再発 | cancer 〜（癌再発）/ distant(local)〜（遠隔（局所）再発）/ 〜 rate（再発率）/ stump 〜（断端再発） |
| recurrent | 再発性の | 〜 abdominal pain（反復性腹痛）/ 〜 bleeding（再発性出血）/ 〜 breast cancer（再発乳癌）/ 〜 cancer（再発癌）/ 〜 diarrhea（再発性下痢） |
| red blood cell (RBC) | 赤血球 | ※＝erythrocyte（赤血球）// 〜 count（赤血球数）/ 〜 cast（赤血球円柱） |

| 用　語 | 意　味 | 用例および関連語 |
|---|---|---|
| reflux | 逆流 | gastric acid 〜（胃酸逆流）/ gastroesophageal 〜 disease（GERD）（胃食道逆流疾患）/ 〜 esophagitis（逆流性食道炎）/ ureterorenal 〜（尿管腎盂逆流） |
| refractory | 不応性の，難治性の | 〜 anemia（不応性貧血）/ 〜 heart failure（難治性心不全）/ 〜 hypertension（難治性高血圧）/ 〜 period（不応期） |
| regeneration | 再生 | cell（liver）〜（細胞（肝）再生）/ compensatory 〜（代償性再生） |
| regenerative | 再生の，修復性の | 〜 ability（再生能）/ 〜 cell（新生細胞）/ 〜 polyp（再生性ポリープ） |
| regional | 局所の，所属の | 〜 anesthesia（局所麻酔）/ 〜 ileitis（限局性回腸炎）/ 〜 cerebral blood flow（局所脳血流）/ 〜 lymph node（所属リンパ節）/ 〜 perfusion（局所潅流） |
| regurgitate | 逆流する | 〜 undigested food（未消化の食物 を戻す）/ 〜d food（吐いた食物） |
| regurgitation | 逆流 | aortic（mitral, pulmonic）〜（大動脈弁（僧帽弁，肺動脈弁）逆流）/ 〜 of milk（溢乳） |
| relapse | 再発（する） | ※ relapsing fever（回帰熱），relapsing malaria（再発性マラリア）// cancer 〜（癌再発）/ early（late）〜（早期（晩期）再発） |
| remission | 寛解 | ※ remit（寛解する）// complete（spontaneous）〜（完全（自然）寛解） |
| remote | 遠隔の | 〜 control（リモートコントロール）/ 〜 manipulation（遠隔操作）/ 〜 memory（遠隔記憶）/ 〜 metastasis（遠隔転移）/ 〜 irradiation（遠隔照射） |
| removal | 除去，切除 | ※ remove（除去する）// hair 〜（脱毛）/ manual（operative）〜（用手（手術的）除去）/ pus 〜（排膿）/ suture 〜（抜糸） |
| renal | 腎臓の | 〜 agenesis（腎欠損症）/ convoluted 〜 tubule（曲尿細管）/ 〜 cortex（腎皮質）/ 〜 cortical necrosis（腎皮質壊死）/ 〜 failure（腎不全）/ 〜 function test（腎機能検査）/ 〜 transplantation（腎移植） |
| reproduction | 生殖，繁殖 | asexual（sexual, somatic）〜（無性（有性，体細胞）生殖）/ 〜 rate（繁殖率） |
| reproductive | 生殖の，繁殖の | 〜 age（生殖可能年齢）/ 〜-age woman（生殖可能年齢婦人）/ 〜 capacity（capability）（生殖能力）/ 〜 cell（生殖細胞）/ 〜 organ（生殖器）/ 〜 system（生殖系） |
| resection | 切除 | ※ resect（切除する）// gastric（hepatic, ovarian, pulmonary）〜（胃（肝，卵巣，肺）切除）/ subtotal（total）〜（亜全（全）切除術）/ surgical 〜（手術切除）/ transurethral 〜（経尿道切除術）/ wedge 〜（楔状切除） |
| residual | 残存の | 〜 air（残気）/ 〜 cancer（残存癌）/ 〜 image（残像）/ 〜 nitrogen（残余窒素）/ 〜 urine（残尿） |
| residue | 残渣，残留物 | low 〜 diet（低残渣食）/ 〜-free diet（無残渣食）/ pesticide 〜（残留殺虫剤） |
| resistance | 抵抗（性），耐性 | antibiotic 〜（抗生物質耐性）/ bacterial 〜（細菌耐性）/ drug 〜（薬剤耐性）/ insulin 〜（インスリン抵抗性）/ multiple drug 〜（多剤耐性）/ peripheral arterial 〜（末梢動脈抵抗）/ vascular 〜（血管抵抗） |
| resistant | 抵抗性の，耐性の | antibiotic-〜 bacteria（抗生物質耐性菌）/ insulin-〜 diabetes（インスリン抵抗性糖尿病） |
| respiration | 呼吸 | abdominal（artificial, mouth, nasal, thoracic）〜（腹式（人工，口，鼻，胸式）呼吸）/ aerobic（anaerobic）〜（有気（無気）呼吸）/ deep（shallow）〜（深（浅）呼吸）/ 〜 rate（呼吸数） |

| 用　語 | 意　味 | 用例および関連語 |
|---|---|---|
| **respiratory** | 呼吸の | 〜 arrest（呼吸停止）/ 〜 distress syndrome（呼吸窮迫症候群）/ 〜 failure（呼吸不全）/ 〜 function test（呼吸機能検査）/ 〜 rate（呼吸数）/ 〜 tract（気道） |
| **resuscitation** | 蘇生（法，術） | ※ resuscitator（蘇生器）// cardiopulmonary 〜（CPR）（心肺蘇生術）/ emergency 〜（緊急蘇生術）/ mouth-to-mouth 〜（口移し人工呼吸法）/ newborn 〜（新生児蘇生法） |
| **retinal** | 網膜の | ※ retina（網膜）// 〜 bleeding（hemorrhage）（網膜出血）/ 〜 central artery（vein）（網膜中心動脈（静脈））/ 〜 detachment（separation）（網膜剥離）/ 〜 rupture（網膜破裂） |
| **retinopathy** | 網膜症 | diabetic（hypertensive, leukemic）〜（糖尿病（高血圧，白血病）性網膜症）/ 〜 of prematurity（ROP）（未熟児網膜症） |
| **retrograde** | 逆行性の | 〜 amnesia（逆行性記憶喪失）/ 〜 metastasis（逆行性転移）/ 〜 memory（逆光記憶）/ 〜 pyelography（逆行性腎盂造影） |
| **retroperitoneal** | 後腹膜の | ※ retroperitoneum（後腹膜）// 〜 abscess（後腹膜膿瘍）/ 〜 lymph node（後腹膜リンパ節）/ 〜 mass（tumor）（後腹膜腫瘤（腫瘍））/ 〜 organ（後腹膜臓器） |
| **reversible** | 可逆性の | ※ irreversible（不可逆性の）// 〜 change（reaction）（可逆性変化（反応））/ 〜 shock（可逆性ショック） |
| **rhinitis** | 鼻炎 | allergic 〜（アレルギー性鼻炎）/ anaphylactic 〜（アナフィラキシー鼻炎）/ atrophic 〜（萎縮性鼻炎） |
| **rhinorrhea** | 鼻漏，鼻汁 | cerebrospinal flluid 〜（脳脊髄鼻漏，髄液鼻漏）/ water 〜（水様鼻漏） |
| **rib** | 肋骨 | 2nd 〜 fracture（第 2 肋骨骨折）/ 〜 bone（肋骨）/ 〜 cage（胸廓）/ 〜 fracture（肋骨骨折）/ 〜 retractor（開胸器） |
| **right lower quadrant（RLQ）of the abdomen** | 右下腹部 | RLQ（LLQ）abdominal pain（右（左）下腹部痛） |
| **rigidity** | 硬直，強直 | cadaveric 〜（死体硬直）/ muscle（muscular）〜（筋硬直）/ nuchal 〜（項部硬直）/ postmortem（postmortal）〜（死後硬直）/ pupillary 〜（瞳孔強直） |
| **roseola** | バラ疹，ロゼオーラ | epidemic 〜（流行性バラ疹）/ syphilitic 〜（梅毒性バラ疹） |
| **round** | 回診 | doctor's rounds（医師の回診）/ go（do, make）〜s（回診する）/ nurse's 〜（看護回診）/ 〜 on patients（患者回診）/ preoperative 〜（術前回診） |
| **routine** | ルーチンの | daily 〜（日課）/ 〜 examination（ルーチン検査）/ 〜 inspection（定期検査）/ 〜 test（ルーチンテスト）/ 〜 work（ルーチンワーク） |
| **rubella** | 風疹 | ※ German measles ともいう // 〜 cataract（風疹白内障）/ 〜 embryopathy（風疹胎芽病）/ 〜 retinopathy（風疹網膜症）/ 〜 vaccine（virus）（風疹ワクチン（ウイルス）） |
| **rupture** | 破裂（する） | gastric 〜（破裂胃）/ 〜 of aneurysm（動脈瘤破裂）/ premature membrane 〜（前期破水）/ 〜d aorta（spleen）（大動脈（脾臓）破裂）/ 〜d bag of water（破水）/ 〜 of Achilles tendon（アキレス腱断裂）/ tubal（uterine）〜（卵管（子宮）破裂） |
| **S** | | |
| **sagittal** | 矢状（方向）の | 〜 plane（矢状面）/ 〜 scan（矢状面スキャン）/ 〜 section（矢状断面）/ 〜 suture（矢状縫合） |

| 用　語 | 意　味 | 用例および関連語 |
|---|---|---|
| saline | 食塩水，塩の | buffered ～（緩衝食塩水）/ hypertonic（isotonic, physiologic）～（高張（等張，生理的）食塩水）/ ～ solution（water）（食塩水） |
| saliva | 唾液 | ～ examination（唾液検査）/ ～ specimen（唾液標本） |
| salivary | 唾液の | ～ amylase（唾液アミラーゼ）/ ～ duct（唾液管）/ ～ gland hormone（唾液腺ホルモン）/ ～ secretion（唾液分泌） |
| salt | 食塩，塩 | bile ～（胆汁酸塩）/ low-～ diet（低塩食）/ ～-free diet（無塩食）/ ～-losing nephritis（塩分喪失性腎炎）/ ～ substitute（代用塩）/ ～ deletion syndrome（食塩欠乏症候群）/ ～ retention（塩分貯留） |
| salty | 塩辛い，塩気の多い | ～ food（塩辛い食物）/ ～ taste（塩味）/ ～ water（塩水） |
| sarcoma | 肉腫 | carcino（chondro, lympho, osteo）～癌（軟骨，リンパ，骨）肉腫）/ Ewing ～（ユーイング肉腫）/ soft tissue ～（軟部組織肉腫） |
| sarcomatous | 肉腫（性）の | ～ change（肉腫性変化）/ ～ degeneration（肉腫変性） |
| scalp | 頭皮 | ～ edema（頭皮浮腫）/ ～ hair（頭髪）/ ～ laceration（頭皮裂傷） |
| scalpel | メス，小刀 | electric ～（電気メス）/ laser ～（レーザーメス） |
| scar | 瘢痕，傷跡 | burn ～（火傷瘢痕）/ keloid ～（ケロイド瘢痕）/ linear ～（線状瘢痕）/ ～ tissue（瘢痕組織）/ surgical ～（手術瘢痕） |
| scarring | 瘢痕形成，瘢痕化 | corneal ～（角膜瘢痕）/ ～ acne（瘢痕性ざ瘡）/ ～ alopecia（瘢痕性脱毛症） |
| schizophrenia | 統合失調症 | ※ schizophrenic（統合失調症の）// catatonic ～（緊張型統合失調症）/ childhood ～（児童統合失調症） |
| sciatic | 坐骨（神経）の | ～ hernia（坐骨ヘルニア）/ ～ nerve（坐骨神経）/ ～ neuralgia（＝sciatica）（坐骨神経痛）/ ～ neuritis（坐骨神経炎） |
| scirrhus | 硬性癌 | ※ scirrhous（硬性癌の）/ scirrhous adenocarcinoma（硬性腺癌） |
| sclerosis | 硬化（症） | amyotrophic lateral ～（ALS）（筋萎縮性側索硬化症）/ athero～（アテローム硬化症）/ coronary arterio～（冠動脈硬化症）/ multiple ～（MS）（多発性硬化症）/ nephro～（腎硬化症） |
| scoliosis | （脊柱）側弯症 | paralytic ～（麻痺性側弯症）/ rachitic ～（くる病性側弯症）/ sciatic ～（坐骨神経痛性側弯症） |
| scotoma | （視野の）暗点 | annular（arcuate, central, peripheral）～（輪状（弓状，中心，周辺）暗点） |
| scratch | かき傷，かすり傷 | ～ mark（ひっかき傷）/ ～ test（スクラッチテスト）/ ～ wound（かき傷） |
| scrotal | 陰嚢の | ※ scrotum（陰嚢）// ～ eczema（陰嚢湿疹）/ ～ hematoma（陰嚢血腫）/ ～ hernia（陰嚢ヘルニア） |
| scrub | 手洗い（する） | ～ hands before surgery（手術の前に手を洗う）/ ～ nurse（手術室手洗い看護師）/ ～bing（手術前の手洗い） |
| seborrhea | 脂漏症 | anti-～ treatment（抗脂漏治療）/ ecematoid ～（湿疹様脂漏症） |
| seborrheic | 脂漏性の | ～ dermatitis（脂漏性皮膚炎）/ ～ eczema（脂漏性湿疹） |
| secondary | 続発性の，二次的の | ～ amenorrhea（続発性無月経）/ ～disease（続発症）/ ～ infection（二次感染）/ ～ syphilis（第二期梅毒） |
| secretion | 分泌 | bile（gastric acid, milk, salivary）～（胆汁（胃酸，乳汁，唾液）分泌） |
| secretory | 分泌の | ～ cell（分泌細胞）/ ～ endometrium（分泌期子宮内膜）/ ～ epithelium（分泌上皮） |

| 用　語 | 意　味 | 用例および関連語 |
|---|---|---|
| sedation | 鎮静 | ※ sedate(鎮静させる) // heavy(light)〜(強い(軽い)鎮静) / preoperative 〜(術前鎮静) / The patient was under 〜.(鎮静下にあった) |
| sedative | 鎮静(の，薬) | 〜 action(drug)(鎮静作用(薬)) / 〜 effect(鎮静効果) |
| sediment | 沈渣，沈殿物 | bile 〜(胆汁沈渣) / dark brown 〜(暗褐色の沈渣) / 〜 residue(残渣物) / urinary 〜(尿沈渣) |
| sedimentation | 沈降 | erythrocyte 〜 rate(ESR)(赤血球沈降速度) / equilibrium(rate, reaction, velocity)(沈降平衡(率，反応，速度)) |
| seizure | 発作，痙攣 | convulsive 〜(痙攣発作) / epileptic 〜(てんかん発作) / febrile 〜(熱性痙攣) / grand(petit)mal 〜(大(小)発作てんかん) / tonic-clonic 〜(強直性間代性発作) |
| semen | 精液 | ※ seminal(精液の) // 〜 analysis(精液分析) / artificial insemination with husband's 〜(AIH)(配偶者間人工授精) / 〜 bank(精液銀行) / 〜 collection(精液採取) / 〜 donor(精液提供者) / 〜 test(精液検査) / 〜 volume(精液量) |
| senile | 老人性の，老年性の | 〜 alopecia(老人性脱毛症) / 〜 atrophy(老人性萎縮) / 〜 cataract(老人性白内障) / 〜 delirium(老年性せん妄) / 〜 dementia(老年認知症) / 〜 disease(老人病) / 〜 plaque(老人斑) |
| senility | 老衰，老年，老化 | 〜 pigment(老化色素) / premature 〜(早老) / 〜 sign(ぼけの兆候) |
| sepsis | 敗血症 | gram-negative(positive)〜(グラム陰性菌(陽性菌)敗血症) / neonatal 〜(新生児敗血症) / puerperal 〜(産褥敗血症) |
| septic | 敗血症性の | ※ septicemia(敗血症) // 〜 endocarditis(敗血症性心内膜炎) / 〜 infection(敗血症性感染) / 〜 pneumonia(敗血症性肺炎) / 〜 shock(敗血症性ショック) / 〜 thrombophlebitis(敗血症性血栓静脈炎) / 〜 thrombosis(敗血症性血栓症) |
| septal | 中隔の | 〜 defect(中隔欠損症) / 〜 deviation((鼻)中隔弯曲) |
| septum | 中隔 | ※ septa(複) // atrial(ventricular)〜(心房(心室)中隔) / longitudinal(transverse)〜(縦(横)中隔) / nasal 〜(鼻中隔) / rectovaginal 〜(直腸腟中隔) / transparent 〜(透明中隔) |
| sequela | 後遺症，続発症 | ※ sequelae(複) // late(long-term, permanent)〜(晩期(長期，永久的)後遺症) / neurologic 〜(神経学的後遺症) / posttraumatic 〜(外傷後遺症) |
| serious | 重篤な | 〜 complication(重症合併症) / 〜 damage(injury)(重篤な損傷) / 〜 disease(重病) / 〜 illness(重病) / 〜 infection(重症感染) / 〜 wound(重傷) |
| serum | 血清 | ※ sera(複) // 〜 albumin(bilirubin)(血清アルブミン(ビリルビン)) / 〜 electrolyte level(血清電解質値) / 〜 hepatitis(血清肝炎) |
| shortness of breath(SOB) | 息切れ | |
| side effect | 副作用 | fatal 〜(致命的副作用) / life-threatening 〜(生命を脅かす副作用) / steroid 〜(ステロイド副作用) / 〜 of irradiation(放射線副作用) |
| sigmoid colon | S状結腸 | |
| sign | 徴候，サイン | clinical 〜(臨床徴候) / early 〜(初期徴候) / cancer warning 〜(癌警戒標識) / probable(presumptive, positive)〜 of pregnancy(妊娠疑徴(不確徴，確徴)) / 〜 language(手話) / ominous 〜(凶兆) / peritoneal irritation 〜(腹膜刺激徴候) / vital 〜(バイタルサイン) / warning 〜(警告徴候) |

| 用　語 | 意　味 | 用例および関連語 |
|---|---|---|
| signs and symptoms（S/S） | 徴候と症状 | 〜 of anaphylaxis（pregnancy）（アナフィラキシー（妊娠）の徴候と症状） |
| skin | 皮膚 | atopic 〜（アトピー皮膚）/ 〜 cancer（皮膚癌）/ 〜 disinfection（皮膚消毒）/ 〜 eruption（rash）（皮疹）/ 〜 graft（植皮）/ 〜 incision（皮膚切開）/ 〜 petechiae（皮膚点状出血）/ 〜 transplantation（皮膚移植） |
| skull | 頭蓋 | 〜 base fracture（頭蓋底骨折）/ 〜 fracture（頭蓋骨骨折）/ 〜 trauma（頭蓋骨外傷）/ 〜 X-ray（頭蓋 X 線） |
| sleep apnea syndrome（SAS） | 睡眠時無呼吸症候群 | |
| small bowel | 小腸 | 〜 mesentery（小腸間膜）/ 〜 obstruction（小腸閉塞） |
| smallpox | 天然痘 | 〜 epidemic（天然痘流行）/ 〜 outbreak（天然痘発生）/ 〜 vaccine（天然痘ワクチン）/ 〜 vaccination（種痘） |
| smear | スミア，塗抹（標本） | blood 〜（血液スミア）/ buccal 〜（頬側スミア）/ cervical 〜（子宮頚部スミア）/ endometrial 〜（子宮内膜スミア）/ oral 〜（口腔スミア）/ 〜 culture（塗抹培養）/ 〜 test（スミアテスト）/ vaginal 〜（腟スミア） |
| smooth muscle | 平滑筋 | ※ striated muscle（横紋筋）// visceral 〜（内臓平滑筋）/ enteric（esophageal, gastric）〜（腸（食道，胃）平滑筋） |
| solid | 充実性の，固形の | 〜 carcinoma（充実癌）/ 〜 diet（固形食）/ 〜 mass（充実性腫瘤）/ 〜 organ（充実性臓器）/ 〜 ovarian tumor（充実性卵巣腫瘍） |
| solution | 溶液 | alkaline 〜（アルカリ性溶液）/ antiseptic 〜（消毒液）/ buffer(ing) 〜（緩衝液）/ culture 〜（培養液）/ hypertonic（hypotonic）〜（高（低）張液）/ Ringer's 〜（リンゲル液）/ saline 〜（食塩水）/ test 〜（試験液） |
| somnambu-lism | 夢遊病 | ※ sleepwalking（夢遊病）/ somnambulist（夢遊病者） |
| sore throat | のどの痛み | |
| space-occupying lesion（SOL） | 占拠性病変 | |
| spastic | 痙（攣）性の | 〜 colon（痙性結腸）/ 〜 dysuria（痙性排尿困難）/ 〜 gait（痙性歩行）/ 〜 hemiplegia（痙性片麻痺）/ 〜 ileus（痙性イレウス）/ 〜 paralysis（痙性麻痺） |
| specific | 特異的の | cancer-〜 antigen（癌特異抗原）/ 〜 action（特異作用）/ 〜 gravity（比重）/ 〜 immunity（特異免疫）/ 〜immunotherapy（特異的免疫療法）/ species-〜 antigen（種特異性抗原）/ 〜（non〜）therapy（特異（非特異）療法） |
| specimen | 標本，検体 | biopsy 〜（生検標本）/ blood 〜（血液サンプル）/ saliva 〜（唾液標本）/ tissue 〜（組織標本）/ urine 〜（尿検体） |
| sperm | 精子，精液 | 〜 analysis（精子分析）/ 〜 bank（精子銀行）/ 〜 cell（精子細胞）/ 〜 count（精子数） |
| spina bifida | 脊椎披裂，二分脊椎 | 〜 cystica（occulta）（嚢胞性（潜在性）脊椎披裂） |
| spinal | 脊髄の，脊椎の | 〜 anesthesia（脊髄麻酔，脊椎麻酔）/ 〜 column（脊柱）/ 〜 cord（compression, injury）（脊髄（圧迫，損傷））/ 〜 fluid（脊髄液）/ 〜 puncture（tap）（脊椎穿刺） |

| 用　語 | 意　味 | 用例および関連語 |
|---|---|---|
| spleen | 脾臓 | ※ splenectomy（脾臓摘出術）// congestive 〜（うっ血脾）/ enlarged 〜（腫大脾臓，脾腫）/ floating（movable）〜（遊走脾） |
| splenic | 脾臓の | 〜 infarct（脾梗塞）/ 〜 puncture（脾穿刺）/ 〜 rupture（脾臓破裂） |
| spontaneous | 自然の | 〜 abortion（delivery）（自然流産（分娩））/ 〜 mutation（自然突然変異）/ 〜 pneumothorax（自然気胸）/ 〜 recovery（remission）（自然回復（寛解）） |
| sprain | 捻挫（する） | ankle 〜（足首の捻挫）/ wrist 〜（手首の捻挫）/ 〜ed ankle（捻挫した足首）/ 〜ed finger（突き指） |
| spurious | 偽性の | 〜 angina（偽性アンギーナ）/ 〜 ankylosis（偽強直）/ 〜 hernia（偽ヘルニア）/ 〜 myopia（偽性近視）/ 〜 pregnancy（偽妊娠）/ 〜 torticollis（偽斜頚） |
| sputum | 痰 | bloody（purulent）〜（血性（膿性）痰）/ 〜 culture（喀痰培養）/ 〜 cytology（喀痰細胞診）/ 〜 examination（喀痰検査）/ 〜 Gram stain（喀痰グラム染色）/ 〜 smear（喀痰スミア） |
| squamous | 扁平上皮の | 〜 cell（扁平細胞）/ 〜 cell carcinoma（扁平上皮癌）/ 〜 epithelial cell（扁平上皮細胞）/ 〜 epithelium（扁平上皮） |
| stain | 染色（する） | acid-fast 〜（抗酸性染色）/ blood 〜（血痕）/ double 〜（二重染色）/ Gram 〜（グラム染色）/ HE 〜（hematoxylin-eosin）（ヘマトキシリン-エオシン二重染色法）/ fat 〜ing（脂肪染色）/ fluorescence 〜（蛍光染色法） |
| staphylococ-cal | ブドウ球菌の | 〜 bacteremia（ブドウ球菌性菌血症）/ 〜 food poisoning（ブドウ球菌性食中毒）/ 〜 infection（ブドウ球菌感染）/ 〜 pneumonia（ブドウ球菌性肺炎）/ 〜 septicemia（ブドウ球菌性敗血症） |
| staphylococ-cus | ブドウ球菌 | ※ staphylococci（複）// 〜 aureus（黄色ブドウ球菌） |
| statistical | 統計学の | 〜 analysis（統計的分析）/ 〜 error（統計誤差）/ 〜 significance（統計的有意性）/ 〜 survey（統計調査）/ 〜 test（統計的検定） |
| statistics | 統計（学） | demographic 〜（人口統計）/ medical 〜（医事統計）/ mortality 〜（死亡統計）/ vital 〜（人口動態統計） |
| stenosis | 狭窄（症） | duodenal（esophageal, mitral, pulmonic, aortic）〜（十二指腸（食道，僧帽弁，肺動脈弁，大動脈弁）狭窄）/ pyloric 〜（幽門狭窄） |
| stenotic | 狭窄（症）の | 〜 change（狭窄性変化）/ 〜 mitral valve（狭窄僧帽弁） |
| sterile | 無菌の，不妊の | 〜 culture（無菌培養）/ 〜 dressing（滅菌包帯）/ 〜 gauze（glove, gown, instrument, needle）（滅菌ガーゼ（手袋，ガウン，器具，針））/ 〜 operation（不妊手術）/ 〜 room（無菌室）/ 〜 technique（無菌操作）/ 〜 water（滅菌水） |
| sterilization | 滅菌，消毒，不妊術 | autoclave 〜（高圧蒸気滅菌）/ boiling 〜（煮沸消毒）/ radiation 〜（放射線滅菌） |
| sterilized | 滅菌した，消毒した | ※ sterilize（滅菌する）// 〜 gauze（滅菌ガーゼ）/ 〜 glove（滅菌手袋）/ 〜 needle（滅菌針）/ 〜 room（無菌室）/ 〜 water（滅菌水） |
| stimulate | 刺激する | 〜 appetite（deep sleep）（食欲（深い眠り）を刺激する） |
| stimulation | 刺激 | antigenic 〜（抗原刺激）/ electric（growth, light, local, thermal）〜（電気（成長，光，局所，熱）刺激） |
| stimulus | 刺激 | ※ stimuli（複）// acoustic 〜（音声刺激）/ conditioned（unconditioned）〜（条件（無条件）刺激） |

| 用 語 | 意 味 | 用例および関連語 |
|---|---|---|
| stomach | 胃 | empty(full)〜(空っぽ(充満)の胃) / 〜 contents(胃内容物) / 〜 cramp(胃痙攣) / hourglass 〜(砂時計胃) / stomachache(胃痛) / 〜 cancer(胃癌) / 〜(gastric)juice(胃液) / 〜 pain in children(子どものお腹の痛み) / 〜 ulcer(胃潰瘍) / 〜 upset(upset 〜)(お腹・胃の不調) |
| stone | (結)石 | bladder 〜(膀胱結石) / common duct 〜(総胆管結石) / fecal 〜(糞石) / gall〜(胆石) / kidney 〜(腎臓結石) / silent 〜(無症状結石) / ureteral 〜(尿管結石) |
| stool | 便 | bloody 〜(血便) / 〜 culture(便培養) / diarrheal 〜(下痢便) / dyspeptic 〜(消化不良便) / fatty 〜(脂肪便) / 〜 test(糞便検査) / watery 〜(水様便) |
| strangulation | 絞扼, 嵌頓 | ※ strangulated hernia(絞扼性ヘルニア, 嵌頓ヘルニア) // 〜 ileus(絞扼性イレウス) / intestinal 〜(腸絞扼) |
| streptococcal | 連鎖球菌の | 〜 abscess(endocarditis, infection, food poisoning, pneumonia, sore throat)(連鎖球菌性膿瘍(心内膜炎, 感染, 食中毒, 肺炎, 咽頭炎)) |
| streptococcus | 連鎖球菌 | ※ streptococci(複) // β hemolytic 〜(β型溶血連鎖球菌) |
| stretcher | ストレッチャー, 担架 | ambulance 〜(救急車用ストレッチャー) / carry a patient on a 〜(患者をストレッチャーで運ぶ) |
| striated muscle | 横紋筋 | 〜 fiber(横紋筋繊維) |
| stricture | 狭窄(症) | anal 〜(肛門狭窄) / bile duct 〜(胆道狭窄) / intestinal 〜(腸管狭窄) / pyloric 〜(幽門狭窄) / spasmodic(annular)〜(痙性(輪状)狭窄) / urethral 〜(尿道狭窄) |
| stroke | 発作, (脳)卒中 | apoplectic 〜(卒中発作) / cerebral 〜(脳卒中) / epileptic 〜(てんかん発作) / heat 〜(熱射病) / heart 〜(心発作) / sun 〜(日射病) / 〜 volume(心拍出量) |
| structure | 構造 | cell 〜(細胞構造) / fine 〜(微細構造) / internal 〜(内部構造) / molecular 〜(分子構造) / multilayered 〜(多層構造) / surface 〜(表面構造) |
| struma | 甲状腺腫 | endemic 〜(地方病性甲状腺腫) / ovarian 〜(卵巣甲状腺腫) / 〜 nodosa(結節性甲状腺腫) |
| stump | 断端 | appendiceal 〜(虫垂断端) / 〜 cancer(断端癌) / 〜 recurrence(断端再発) / vaginal 〜(腟断端) |
| subacute | 亜急性の | 〜 bacterial endocarditis(SBE)(亜急性細菌性心内膜炎) / 〜 inflammation(亜急性炎) |
| subarachnoid | くも膜下の | 〜 abscess(くも膜下膿瘍) / 〜 bleeding(くも膜下出血) / 〜 hemorrhage(SAH)(くも膜下出血) / 〜 space(くも膜下腔) |
| subconscious | 潜在意識の, 下意識の | ※ subconsciousness(潜在意識) // 〜 mind(潜在意識) |
| subcutaneous (s.c.) | 皮下の | 〜 bleeding(皮下出血) / 〜 emphysema(皮下気腫) / 〜 fat(皮下脂肪) / 〜 fatty tissue(皮下脂肪組織) / 〜 induration(皮下硬結) / 〜 injection(皮下注射) / 〜 tissue(皮下組織) |
| subdiaphragmatic | 横隔膜下の | 〜 abscess(横隔膜下膿瘍) / 〜 lymph node(横隔膜下リンパ節) |
| subdural | 硬膜下の | 〜 bleeding(hemorrhage)(硬膜下出血) / 〜 hematoma(硬膜下血腫) / 〜 space(硬膜下腔) |
| submucosal | 粘膜下の | ※ submucosa(粘膜下組織), submucous myoma(粘膜下筋腫) // 〜 edema(粘膜下浮腫) / 〜 injection(粘膜下注射) / 〜 layer(粘膜下層) / 〜 thickening(粘膜下肥厚) |

| 用　語 | 意　味 | 用例および関連語 |
|---|---|---|
| subtotal | 亜全の | 〜 gastrectomy（胃亜全摘）/ 〜 resection（亜全切除術） |
| suction | 吸引（する） | gastric 〜 and lavage（胃吸引と洗浄）/ 〜 apparatus（equipment）（吸引装置）/ 〜 bottle（cup）（吸引ビン（カップ））/ 〜 curettage（吸引掻爬術）/ 〜 pump（吸引ポンプ） |
| sudden | 突然の | 〜 death（突然死）/ 〜 illness（急病）/ 〜 infant death syndrome（SIDS）（乳児突然死症候群）/ 〜 onset of a disease（突然の発症） |
| suffocation | 窒息 | death from 〜（窒息死）/ 〜 feeling（窒息感）/ sense of 〜（窒息感） |
| suicidal | 自殺の | 〜 attempt（自殺未遂）/ 〜 tendency（自殺傾向） |
| suicide | 自殺 | commit 〜（自殺する）/ 〜 attempt, attempted 〜（自殺未遂） |
| superficial | 表在性の，表面の | 〜 burn（表在性熱傷）/ 〜 keratitis（表在性角膜炎）/ 〜 layer（表層）/ 〜 mycosis（表在性真菌症） |
| supine | 仰臥位の | 〜 position（仰臥位）/ 〜 hypotensive syndrome（SHS）（仰臥位低血圧症候群） |
| supplementary | 補充の | 〜 air（補気）/ 〜 charge（追加料金）/ 〜 class（補修授業）/ 〜 feeding（補充栄養）/ 〜 food（補助食）/ 〜 irradiation（補充照射） |
| supplementa-tion | 補充，補足 | amino acid 〜（アミノ酸補充）/ calcium 〜（カルシウム補充）/ oxygen 〜（酸素補給） |
| suppression | 抑制 | immune 〜（immuno〜）（免疫抑制）/ myelo〜（骨髄機能抑制）/ 〜 of lactation（乳汁分泌抑制）/ 〜 of ovulation（排卵抑制） |
| suppressive | 抑制の | 〜 action（抑制作用）/ immuno〜 drug（therapy）（免疫抑制剤（療法）） |
| suppurative | 化膿性の | 〜 appendicitis（化膿性虫垂炎）/ 〜 cholangitis（化膿性胆管炎）/ 〜 tonsillitis（化膿性扁桃炎） |
| surgery | 手術，外科 | abdominal 〜（腹部外科）/ ambulatory 〜（外来手術）/ conservative 〜（保存的手術）/ cosmetic 〜（美容手術）/ cryogenic 〜（冷凍外科）/ elective 〜（待期手術，選択的手術）/ emergency 〜（緊急手術）/ general 〜（一般外科） |
| surgical | 手術の，外科の | 〜 emergency（外科救急）/ 〜 glove（手術手袋）/ 〜 incision（外科的切開）/ 〜 instrument（手術器具）/ 〜 operating gown（手術衣）/ 〜 repair（外科的修復）/ 〜 scar（手術瘢痕）/ 〜 scissors（外科用鋏） |
| survival | 生存 | 〜 curve（生存曲線）/ 〜 equipment（救命装置）/ 〜 rate（生存率）/ 〜 of the fittest（適者生存） |
| suture | 縫合（糸） | absorbable（nonabsorbable）〜（吸収性（非吸収性）縫合糸）/ buried（mattress）〜（埋没（マットレス）縫合）/ catgut 〜（腸腺縫合）/ continuous（interrupted）〜（連続（断続）縫合）/ 〜 removal（抜糸） |
| sweat | 汗 | cold 〜（冷汗）/ night 〜（盗汗，寝汗）/ 〜 gland（汗腺）/ 〜ing（発汗） |
| swelling | 膨張，膨隆，腫脹 | abdominal 〜（腹部膨隆）/ brain（cerebral）〜（脳腫脹）/ cloudy 〜（混濁腫脹）/ edematous 〜（浮腫性膨張） |
| symptom | 症状 | cardinal 〜（主症状）/ climacteric 〜（更年期症状）/ clinical 〜（臨床症状）/ concomitant 〜（随伴症状）/ constitutional 〜（全身症状）/ early（late）〜（初期（晩期）症状）/ local 〜（局所症状）/ objective（subjective）〜（他覚（自覚）症状）/ pressure 〜（圧迫症状）/ signs and 〜s（徴候と症状） |
| symptomatic | 症候（性）の | 〜 angina（症候性狭心症）/ 〜 relief（症状軽快）/ 〜 therapy（treatment）（対症療法）/ 〜 ulcer（症候性潰瘍） |
| syncope | 失神 | convulsive（hysterical, postural）〜（痙攣性（ヒステリー性，体位性）失神） |

| 用　語 | 意　味 | 用例および関連語 |
|---|---|---|
| syndrome | 症候群 | 18-trisomy ～（18 トリソミー症候群）/ abstinence ～（禁断症候群）/ congenital rubella ～（先天性風疹症候群）/ Down ～（ダウン症候群）/ nephrotic ～（ネフローゼ症候群）/ sleep apnea ～（睡眠時無呼吸症候群） |
| syphilis | 梅毒 | acquired（congenital）～（後天（先天）梅毒）/ cerebral ～（脳梅毒）/ early（late）～（早期（晩期）梅毒）/ primary（secondary, tertiary）～（第一期（二期，三期）梅毒）/ latent ～（不顕性梅毒）/ serologic test for ～（STS）（梅毒血清検査） |
| syphilitic | 梅毒性の | ～ alopecia（梅毒性脱毛）/ ～ aneurysm（梅毒性動脈瘤）/ ～ aortitis（梅毒性大動脈炎）/ ～ roseola（梅毒性バラ疹）/ ～ patient（梅毒患者） |
| syringe | 注射器 | 10-ml ～（10 ml の注射器）/ disposable ～（ディスポの注射器）/ hypodermic ～（皮下注射器）/ loaded ～（液が入っている注射器）/ tuberculin ～（ツベルクリン注射器）/ used ～（使用済みの注射器） |
| systemic | 全身性の | ～ anaphylaxis（全身アナフィラキシー）/ ～ circulation（体循環）/ ～ disease（全身性疾患）/ ～ lupus erythematosus（SLE）（全身性エリテマトーデス）/ ～ reaction（全身反応） |
| | **T** | |
| tachycardia | 頻脈，頻拍 | ectopic ～（異所性頻脈）/ paroxysmal atrial（ventricular）～（PAT（PVT））（発作性心房性（心室性）頻拍症）/ sinus ～（洞性頻脈）/ supraventricular ～（上室性頻拍症） |
| tachypnea | 頻呼吸，多呼吸 | psychogenic ～（心因性頻呼吸）/ transient ～（一過性多呼吸） |
| tender | 圧痛性の | ～ lump（圧痛のある腫瘤）/ ～ nodule（圧痛結節）/ ～point（圧痛点）<br>※ Is this mass tender?（このしこりは圧痛がありますか？） |
| tenderness | 圧痛 | costovertebral angle（CVA）～（肋骨脊椎角圧痛）/ rebound ～（反跳圧痛） |
| tendon | 腱 | Achilles ～（アキレス腱）/ deep ～ reflex（DTR）（深部腱反射）/ heel ～（踵骨腱）/ patellar ～ reflex（PTR）（膝蓋腱反射）/ ～ jerk（腱反射） |
| teratogenic | 催奇性の | ※ teratogen（催奇物質）// ～ drug（催奇薬物）/ ～ effect（催奇効果）/ ～ substance（催奇物質） |
| teratoma | 奇形腫，テラトーマ | cystic（solid）～（嚢胞性（充実性）奇形腫）/ immature（mature）～（未熟型（成熟型）奇形腫）/ mediastinal ～（縦隔奇形腫）/ ovarian（sacral）～（卵巣（仙骨部）奇形腫） |
| terminal | 末期の，終末の | ～ cancer patient（末期癌患者）/ ～ care（ターミナルケア）/ ～ hematuria（終末時血尿）/ ～ly ill patient（末期患者）/ ～ stage（末期） |
| therapeutic | 治療（的）の | ～ abortion（治療的流産）/ ～ diet（治療食）/ ～ dose（治療量）/ ～ trial（治験） |
| therapy | 療法，治療 | antibiotic ～（抗生物質療法）/ anticoagulation ～（抗凝固療法）/ antihistamine ～（抗ヒスタミン療法）/ cancer chemo～（癌化学療法）/ conservative ～（保存療法）/ drug ～（薬物療法）/ gene ～（遺伝子治療） |
| thickening | 肥厚 | ※ thicken（肥厚する）// basement membrane ～（基底膜肥厚）/ cutaneous（mucosal, pleural）～（皮膚（粘膜，胸膜）肥厚） |
| thorax | 胸廓，胸部 | barrel-shaped ～（ビール樽状胸郭）/ bell-shaped ～（鐘状胸郭）/ pneumo～（気胸） |
| thoracic | 胸部の，胸廓の | ～ aorta（胸部大動脈）/ ～ cavity（胸腔）/ ～ organ（胸部臓器）/ ～ breathing（respiration）（胸式呼吸）/ ～ spine（vertebra）（胸椎）/ ～ surgery（胸部外科） |
| threatened | 切迫した | ～ abortion（切迫流産）/ ～ labor（切迫分娩）/ ～ premature delivery（labor）（切迫早産）/ ～ uterine rupture（切迫子宮破裂） |

| 用　語 | 意　味 | 用例および関連語 |
|---|---|---|
| thrombocyte | 血小板 | ※ platelet(血小板) // 〜 aggregation(血小板凝集) / 〜 count(血小板数) / 〜 transfusion(血小板輸血) |
| thrombocyto-penia | 血小板減少症 | immune 〜(immunothrombocytopenia)(免疫性血小板減少症) / neonatal 〜(新生児血小板減少症) |
| thrombocyto-penic | 血小板減少性の | 〜 purpura(血小板減少性紫斑病) |
| thrombophle-bitis | 血栓性静脈炎 | migrating 〜(遊走性血栓性静脈炎) / puerperal 〜(産褥血栓性静脈炎) / septic 〜(敗血症性血栓性静脈炎) / superficial 〜(表在性血栓性静脈炎) |
| thrombus | 血栓 | ※ thrombi(複) / arterial(coronary, venous)〜(動脈(冠動脈，静脈)血栓) / occlusive 〜(閉塞性血栓) / septic 〜(敗血症性血栓) |
| thrombotic | 血栓(性)の | 〜 gangrene(infarct)(血栓性壊疽(梗塞)) / 〜 occlusion(血栓性閉塞) |
| thyroid | 甲状腺 | 〜 bruit(murmur)(甲状腺雑音) / 〜 crisis(甲状腺中毒クリーゼ) / 〜 function test(甲状腺機能検査) / 〜 stimulating hormone(甲状腺刺激ホルモン) |
| thyroiditis | 甲状腺炎 | autoimmune 〜(自己免疫性甲状腺炎) / Hashimoto 〜(橋本甲状腺炎) |
| tissue | 組織 | collagen(epithelial, fatty, myeloid, necrotic, scar, subcutaneous)〜(膠原(上皮，脂肪，骨髄，壊死，瘢痕，皮下)組織) / dense(loose) connective 〜(緻密(疎性)結合組織) / granulation 〜(肉芽組織) / 〜 culture(組織培養) / 〜 diagnosis(組織診断) |
| tolerance | 許容，寛容 | ※ intolerance(不耐症) // drug 〜(薬剤耐性) / glucose 〜 test(GTT)(ブドウ糖負荷試験，耐糖能試験) / immunological(immune)〜(免疫寛容) / 〜 limit(許容限界) |
| torsion | 捻転 | ※ dextro〜(右捻転) // 〜 of the omentum(ovarian cyst pedicle)(大網(卵巣嚢腫茎)捻転) / testicular 〜(睾丸捻転) |
| torticollis | 斜頚 | ※ wryneck(斜頚) // hysterical(spasmodic, spurious)〜(ヒステリー性(痙性，偽性)斜頚) / myogenic 〜(筋性斜頚) |
| toxic | 有毒の，中毒の | 〜 dose(中毒量) / 〜 gas(有毒ガス) / thyro〜 crisis(甲状腺クリーゼ) / 〜 goiter(中毒性甲状腺腫) |
| toxicity | 毒性 | aspirin(bacterial)〜(アスピリン(細菌)毒性) / cyto〜(細胞毒性) / drug 〜(薬物毒性) / lethal 〜(致死的毒性) / nephro〜(腎毒性) / 〜 test(毒性試験) |
| trachea | 気管 | bifurcation of the 〜(気管分岐部) |
| tracheal | 気管の | ※ endo〜 intubation(気管内挿管) // 〜 bifurcation(気管分岐部) / 〜 catheter(気管カテーテル) / 〜 stenosis(気管狭窄) / 〜 suction(気管吸引) |
| tracheotomy | 気管切開 | emergency 〜(救急気管切開) / 〜 hook(tube)(気管切開(鉤)チューブ) |
| transient | 一過性の | 〜 headache(一過性頭痛) / 〜 hypotension(一過性低血圧) / 〜 ischemic attack(TIA)(一過性虚血発作) / 〜 cerebral ischemia(一過性脳虚血) / 〜 myopia(一過性近視) / 〜 proteinuria(一過性蛋白尿) |
| transverse | 横の，横断の | 〜 colon(横行結腸) / deep 〜 arrest(低在横位) / 〜 diameter(横径) / 〜 incision(横切開) / 〜 section(横断面) / 〜 septum(横中隔) |
| trauma | 外傷 | birth 〜(分娩時外傷) / blunt(physical, psychic)〜(鈍的(身体的，心的)外傷) / multiple 〜(多発外傷) |
| traumatic | 外傷(性)の | ※ post〜(外傷後の) // 〜 amnesia(外傷性記憶喪失) / post〜 stress disorder(PTSD)(心的外傷後ストレス症候群) / 〜 shock(外傷性ショック) |

| 用　語 | 意　味 | 用例および関連語 |
|---|---|---|
| treatment | 治療，処置 | active（ambulatory, conservative）〜（積極的（外来，保存的）治療）/ emergency 〜（救急処置）/ palliative 〜（待期療法，緩和療法）/ surgical 〜（手術療法）/ symptomatic 〜（対症療法） |
| tremor | 振戦，ふるえ | intention 〜（企図振戦）/ nervous（coase, fine, hysterical, intention, resting, senile）〜（神経性（粗大，微小，ヒステリー性，企図，安静時，老人性）振戦） |
| triad | 三主徴 | ※ tetralogy（四徴）// classic 〜（古典的三主徴）/ diagnostic 〜（診断的三主徴） |
| trigeminal | 三叉神経の | 〜 nerve（三叉神経）/ 〜 neuralgia（三叉神経痛）/ 〜 paralysis（三叉神経麻痺） |
| tuberculosis（TB） | 結核 | active 〜（活動性結核）/ childhood 〜（小児期結核）/ closed 〜（閉鎖性結核）/ open 〜（開放性結核）/ pulmonary（renal）〜（肺（腎）結核） |
| tuberculous | 結核性の | 〜 ascites（結核性腹水）/ 〜 meningitis（peritonitis, pleurisy）（結核性髄膜炎（腹膜炎，胸膜炎）） |
| tumor | 腫瘍，腫瘤 | abdominal 〜（腹部腫瘤）/ benign（brain, cystic, malignant）〜（良性（脳，囊胞性，悪性）腫瘍）/ 〜 antigen（cell, chemotherapy, marker）（腫瘍抗原（細胞，化学療法，マーカー）） |
| tympanic | 鼓膜の | 〜 cavity（鼓室）/ 〜 membrane（鼓膜） |
| U |||
| ulcer | 潰瘍 | corneal 〜（角膜潰瘍）/ decubitus 〜（褥瘡性潰瘍）/ duodenal 〜（十二指腸潰瘍）/ penetrating 〜（穿通性潰瘍）/ peptic 〜（消化性潰瘍）/ stomach（gastric）〜（胃潰瘍）/ 〜 diet（潰瘍食）/ 〜 drug（潰瘍薬） |
| ulcerative | 潰瘍性の | ※ ulcerate（潰瘍形成する）// 〜 colitis（stomatitis）（潰瘍性大腸炎（口内炎））/ 〜 lesion（潰瘍性病変） |
| ultrasonic | 超音波の | ※ ultrasound（超音波）// 〜 cardiogram（UCG）（心エコー図）/ 〜 cephalometry（超音波頭部計測法）/ 〜 diagnosis（超音波診断）/ 〜 examination（超音波検査）/ Doppler method（超音波ドプラ法） |
| umbilical | 臍の | ※ umbilicus（臍），navel（臍）// 〜 artery（vein）（臍帯動脈（静脈））/ 〜 cord（blood, compression, prolapse）（臍帯（血，圧迫，脱出））/ 〜 hernia（臍ヘルニア）/ 〜 stump（臍帯断端） |
| unconscious | 無意識の | ※ conscious（意識のある），semiconscious（半意識の），unconsciousness（無意識）// 〜 action（anxiety）（無意識の行動（不安））/ 〜 patient（無意識患者） |
| undifferentiated | 未分化の | 〜 carcinoma（未分化癌）/ 〜 cell（未分化細胞） |
| unilateral | 片側性の，一側性の | 〜 facial numbness（一側性顔面麻痺）/ 〜 hemianopsia（片半盲）/ 〜 ovarian cyst（片側性卵巣囊胞）/ 〜 strabismus（一側性斜視） |
| unilocular | 単房性の，多房性の | ※ multilocular（多房性の）// 〜（ovarian）cyst（単房性（卵巣）囊胞） |
| uremia | 尿毒症 | convulsive 〜（痙攣性尿毒症）/ hypercalcemic 〜（高カルシウム血性尿毒症）/ postrenal（prerenal）〜（腎後性（腎前性）尿毒症） |
| uremic | 尿毒症（性）の | 〜 coma（convulsion, encephalopathy）（尿毒症性昏睡（痙攣，脳症））/ hemolytic 〜 syndrome（HUS）（溶血性尿毒症症候群） |
| ureter | 尿管 | hydro〜（水尿管症） |
| ureteral | 尿管の | 〜 catheter（尿管カテーテル）/ 〜 obstruction（尿管閉塞）/ 〜 stone（尿管結石） |

| 用　語 | 意　味 | 用例および関連語 |
|---|---|---|
| urethral | 尿道の | ※ urethra(尿道) // ～ bleeding(尿道出血) / ～ catheter(尿道カテーテル) / ～ catheterization(導尿) / ～ diverticulum(尿道憩室) / ～ obstruction(尿道閉塞) / ～ prolapse(尿道脱) / ～ stenosis(尿道狭窄) |
| urethritis | 尿道炎 | gonorrheal(nongonococcal, nonspecific)～(淋菌性(非淋菌性，非特異性)尿道炎) |
| uric acid | 尿酸 | ～ calculus(尿酸結石) / ～ level(尿酸値) / ～ measurement(尿酸測定) |
| uricemia | 尿酸血症 | hyper～(高尿酸血症) / hypo～(低尿酸血症) |
| uria | 尿症(接尾語) | an～(無尿) / bacteri～(細菌尿) / glycos～(糖尿) / hemat～(血尿) / hemoglobin～(血色素尿) / keton～(ケトン尿症) / noct～(夜尿) / olig～(乏尿) / poly～(多尿) / protein～(蛋白尿) |
| urinary | 尿の | ～ bladder(膀胱) / ～ calculus(尿路結石) / ～ cast(尿円柱) / ～ finding(尿所見) / ～ fistula(尿瘻) / ～ output(尿量) / ～ retention(尿閉) / ～ sediment(尿沈渣) / ～ sugar(尿糖) / ～ tract infection(UTI)(尿路感染) |
| urinalysis | 検尿，尿検査 | ※ a urinalysis が正しく，an urinalysis ではない // drug ～(薬物尿検) / midstream ～(中間尿検査) / ～ for sugar(尿糖の検査) / ～ results(尿検の結果) / perform a ～(尿検をする) / ～ specimen(尿検査検体) |
| urinate | 排尿する | ※ pass urine(排尿する) // frequent need to ～(排尿の頻繁な必要) / urge to ～(尿意) |
| urination | 排尿 | burning sensation on ～(排尿時灼熱感) / frequent ～(頻尿) / night ～(夜間尿) / terminal pain on ～(排尿終末時痛) / ～ disorder(排尿障害) / ～ frequency(排尿頻度) |
| urine | 尿 | 24-hour ～ sample(24 時間尿サンプル) / cloudy ～(混濁尿) / pass ～(排尿する) / residual ～(残尿) / ～ analysis(尿分析) / ～ culture(尿培養) / ～ specimen(尿検体) / ～ volume(尿量) |
| uterus | 子宮 | ※ womb(子宮) // arcuate(bicornuate, double, gravid)～(弓状(双角，重複，妊娠)子宮) / anteflexed(anteverted, retroflexed, retroverted)～(前屈(前傾，後屈，後傾)子宮) / myomatous ～(筋腫様子宮) / term size ～(満期サイズの子宮) |
| uterine | 子宮の | ※ extrauterine pregnancy(子宮外妊娠) // ～ cavity(子宮腔) / ～ cervix(子宮頚部) / ～ contraction(子宮収縮) / ～ curettage(子宮掻爬術) / ～ hemorrhage(子宮出血) / ～ myoma(子宮筋腫) / ～ size(子宮の大きさ) |
| V | | |
| vagal | 迷走神経(性)の | ※ vagus nerve(迷走神経) // ～ bradycardia(迷走神経性徐脈) / ～ impulse(迷走神経刺激) / ～ paralysis(reflex)(迷走神経麻痺(反射)) / ～ nerve stimulation(迷走神経刺激) / vaso～ syncope(血管迷走神経性失神) |
| vaginal | 腟の | ※ vagina(腟) // ～ agenesis(腟無形成) / ～ bleeding(hematoma)(腟出血(血腫)) / ～ candidiasis(腟カンジダ症) / ～ carcinoma(腟癌) / ～ delivery(経腟分娩) / discharge(腟帯下) / ～ douche(腟洗浄) / ～ hysterectomy(腟式子宮摘出術) / ～ smear(腟スミア) / ～ speculum examination(腟鏡診) / ～ tampon(腟タンポン) |
| vaginitis | 腟炎 | candida ～(カンジダ腟炎) / senile ～(老人性腟炎) / trichomonas ～(トリコモナス腟炎) / vulvo～(外陰腟炎) |
| valve | 弁 | aortic ～(大動脈弁) / atrioventricular ～(房室弁) / mitral ～(僧帽弁) / pulmonic ～(肺動脈弁) / pyloric ～(幽門弁) / safety ～(安全弁) |

| 用　語 | 意　味 | 用例および関連語 |
|---|---|---|
| valvular | 弁の | 〜 disease（弁膜症）/ 〜 heart disease（心臓弁膜症）/ 〜 regurgitation（弁逆流）/ 〜 stenosis（弁狭窄） |
| varicose | 静脈瘤の | 〜 eczema（静脈瘤性湿疹）/ 〜 ulcer（静脈瘤性潰瘍）/ 〜vein（静脈瘤） |
| varix | 静脈瘤 | ※ varices（pl）// esophageal（gastric）〜（食道（胃）静脈瘤） |
| vascular | 血管の，脈管の | ※ cardiovascular（心臓血管の），intravascular（血管内の）// 〜 anastomosis（血管吻合）/ 〜 occlusion（血管閉塞）/ 〜 resistance（血管抵抗）/ 〜 system（脈管系） |
| vasoconstric-tion | 血管収縮 | ※ vasoconstrictive（血管収縮の） |
| vasodilation | 血管拡張 | ※ vasodilator drug（血管拡張薬） |
| vasomotor | 血管運動の | 〜 ataxia（血管運動失調症）/ 〜 function（血管運動機能）/ 〜 imbalance（血管運動失調）/ 〜 nerve（血管運動神経）/ 〜 symptom（血管運動症状） |
| vasospasm | 血管痙攣，血管攣縮 | cerebral 〜（脳血管攣縮） |
| vasospastic | 血管攣縮性の | 〜 angina（血管攣縮性狭心症） |
| vegetative | 植物的の | 〜 function（植物性機能）/ 〜 patient（植物状態の患者）/ 〜 state（植物状態） |
| vein | 静脈 | deep 〜 thrombosis（DVT）（深部静脈血栓症）/ external jugular 〜（外頚静脈）/ portal 〜（門脈）/ varicose 〜（静脈瘤） |
| venous | 静脈の | ※ intravenous（静脈内の）// 〜 catheterization（静脈カテーテル法）/ central 〜 hyperalimentation（CVH）（中心静脈高栄養療法）/ central 〜 pressure（CVP）（中心静脈圧）/ 〜 blood（静脈血）/ 〜 cutdown（静脈切開）/ 〜 return（静脈還流） |
| ventilate | 換気する | mechanically 〜d patient（機械的換気患者）/ poorly 〜 area（換気不良領域） |
| ventilation | 換気 | mechanical 〜（機械的換気）/ poor 〜（換気不良）/ positive pressure 〜（陽圧換気法）/ pulmonary 〜（肺換気） |
| ventral | 腹側の | 〜 hernia（腹壁ヘルニア）/ 〜 wall defect（腹壁欠損） |
| ventricle | 室，心室，脳室 | cardiac 〜（心室）/ cerebral 〜（脳室）/ lateral 〜（側脳室）/ third 〜（第三脳室） |
| ventricular | 室の，心室の，脳室の | 〜 arrhythmia（bradycardia, extrasystole, fibrillation, flutter）（心室性不整脈（徐脈，期外収縮，細動，粗動））/ 〜 septal defect（VSD）（心室中隔欠損症） |
| vertebra | 椎骨 | ※ vertebrae（複）// cervical（coccygeal, lumbar）〜（頚（尾，腰）椎） |
| vertebral | 椎骨の | ※ intervertebral（椎骨間の）// 〜 column（脊柱）/ costovertebral angle（CVA）tenderness（肋骨脊椎角圧痛）/ 〜 fracture（脊椎骨折）/ herniated inter〜 disk（椎間板ヘルニア）/ inter〜 disk（disk hernia）（椎間板ヘルニア） |
| vertigo | 眩暈，めまい | height（hysterical, labyrinthine）〜（高所（ヒステリー性，迷路性）めまい）/ positional（postural）〜（体位性めまい）/ vestibular 〜（前庭性眩暈） |
| visual | 視覚の | 〜 acuity（視力）/ 〜 acuity chart（視力表）/ 〜 cortex（視覚皮質）/ 〜 disorder（視力障害）/ 〜 field defect（視野欠損）/ 〜 vertigo（視性めまい） |
| vitiligo | 白斑 | 〜 capitis（頭部白斑）/ 〜 iridis（虹彩白斑）/ 〜 vulgaris（尋常性白斑） |

| 用　語 | 意　味 | 用例および関連語 |
|---|---|---|
| vocal | 発声の | 〜 cord（声帯）/ 〜 cord nodule（声帯結節）/ 〜 cord paralysis（声帯麻痺）/ 〜 cord polyp（声帯ポリープ） |
| voice | 声 | change of 〜（声変わり）/ 〜 range（声域）/ 〜 training（発声訓練） |
| voluntary | 自発的な，随意の | 〜 activity（自発的活動，奉仕活動）/ 〜 insurance（任意保険）/ 〜 movement（随意運動）/ 〜 muscle（随意筋）/ non-〜（〜）euthanasia（非自発的（自発的）安楽死）/ 〜 blood donor（ボランタリー供血者） |
| volvulus | 捻転 | gastric（intestinal, sigmoid）〜（胃（腸，S 状結腸）捻転） |
| vomiting | 嘔吐 | ※ vomit（嘔吐する，吐く）// fecal 〜（吐糞症）/ nausea and 〜（悪心嘔吐）/ milk 〜（吐乳）/ nervous（pernicious, projectile, psychogenic）〜（神経性（悪性，噴出性，心因性）嘔吐） |
| vomitus | （嘔）吐物 | bile（bloody, gastric, intestinal）〜（胆汁性（血性，胃内容，腸内容）嘔吐物）/ coffee-ground 〜（コーヒー残渣様吐物） |
| **W** | | |
| ward | 病棟 | ※ hospital ward（病棟）// cancer 〜（癌病棟）/ emergency 〜（救急病棟）/ general 〜（一般病棟）/ maternity 〜（産科病棟）/ 〜 nursing staff（病棟看護師）/ surgical 〜（外科病棟）/ Ward 4W（4 階西病棟） |
| wheelchair | 車いす | electric 〜（電動車椅子）/ folding 〜（折りたたみ式車椅子）/ in a 〜（車椅子に乗って） |
| wheezing | 喘鳴（音） | expiratory（inspiratory）〜（呼気性（吸気性）喘鳴）/ 〜 sound（喘鳴音） |
| whole blood transfusion | 全血輸血 | |
| whooping cough | 百日咳 | ※ = pertussis（百日咳） |
| wound | 創傷，傷つける | bite（cut, gun, lacerated, stab）〜（咬（切，銃，裂，刺）創）/ contused 〜（ざ瘡）/ fatal 〜（致命傷）/ 〜 healing（創傷治癒）/ 〜 infection（創傷感染）/ 〜 irrigation（創傷洗浄）/ 〜 surface（創面） |

## chapter
# 02

# 医学英語用語の
# 理解と記憶に必要な
# 「語源の覚え方」一覧

本章では，医学英語用語の理解と記憶に役立つ「用語の語源分析による覚え方」をよく理解し使いこなせるように，基本的できわめて重要な「接頭語・接尾語・語幹」をまとめて示しています．

これらの語源による医学用語の分析法をよく理解して十分身につけておけば，医学用語の語いが飛躍的に増加し，新しい医学用語に遭遇したときにも，それを分析して理解できるようになります．

# 1. 接頭語

| 接頭語 | 意 味 | 代表例 |
|---|---|---|
| a-, an- | ない | 一般英語でもよくでてくる接頭語である．代表例として anemia（貧血）を分析すると，接頭語の a あるいは an（ない）に接尾語の emia（血液の状態，～血症）が結合すれば「貧血」という意味になることがわかる．以下，語源の「接頭語」，「接尾語」と「語根」を縦横に利用して，多くの医学英語の分析・理解・記憶に役立ててほしい．<br>その他に，an-esthesia（感覚）→麻酔 / a-febrile（熱の）→無熱の / an-encephalus（脳児）→無脳児 / an-oxia（酸素症）→無酸素症 / an-uria（尿症）→無尿症 / a-pnea（呼吸）→無呼吸 / ar-rhythmia（リズムの状態）→不整脈 |
| ab- | 離れて | ab-normal（正常の）→異常の / ab-errant（さ迷う）→迷入性の |
| acro- | 先端，末端 | acro-phobia（恐怖症）→高所恐怖症 / acro-megaly（肥大症）→末端肥大症 |
| aniso- | 不同の | aniso-cytosis（細胞症）→赤血球大小不同症 / aniso-coria（瞳孔の状態）→瞳孔左右不同症 |
| ante- | 前の | ante-natal（出生の）→出生前の / ante-flexed（屈折した）→前屈の |
| anti- | 抗～ | anti-biotic（生物の）→抗生物質 / anti-body（体）→抗体 / anti-dote（与える）（ギリシア語）→解毒剤 / anti-histamine（ヒスタミン）→抗ヒスタミン剤 |
| bi | 二つの，両方の | bi-cycle（輪）→自転車 / bi-lateral（側面の）→両側性の / bin-oculars（眼球の）→双眼鏡 / bi-polar（極の）lead →双極誘導 / bi-ceps（頭）→（二頭の）muscle of thigh →大腿二頭筋 |
| bio | 生命，生 | bio-(o)logy（学問）→生物学 / bio-chemistry（化学）→生化学 / bio-terrorism（テロリズム）→バイオテロリズム / bio-hazard（危険）→バイオハザード |
| brady | 緩徐な | brady-cardia（心臓）→徐脈 / brady-pnea（呼吸）→緩徐呼吸 / brady-lalia（言語）→言語緩慢 |
| cardio | 心臓 | cardi-ology（学）→心臓学 / cardio-megaly（腫大）→心臓肥大 / cardio-pulmonary（肺の）resuscitation（CPR）→心肺蘇生術 / cardio-vascular（血管の）→心血管の |
| cephal(o) | 頭 | cephal-hemat-oma（血-腫）→頭血腫 / cephalo-pelvic disproportion（CPD）（骨盤の不均衡）→児頭骨盤不均衡 |
| cerebro | （大）脳 | cerebro-spinal fluid（CSF）（脊髄（脊椎）の液）→脳脊髄液 |
| chole | 胆汁 | chole-cyst-itis（嚢胞-炎）→胆嚢炎 / chol-angitis（管炎）→胆管炎 / chole-dochus（含んでいる）→総胆管 / chole-lithiasis（結石症）→胆石症 |
| chrom(o) | 色（素） | chromo-some（体）→染色体 / chromophobe（～phobe（嫌う））→嫌色素性の |
| co | 共に | co-worker（研究者）→共同研究者 / co-enzyme（酵素）→補酵素 / co-operation（作業）→協力 |
| contra | 反～ | contra-indication（適応）→禁忌 / contra-lateral（側の）→反対側の / contra-ception（受胎）→避妊 |
| cyst | 嚢胞，膀胱 | cyst-itis（炎）→膀胱炎 / chole（胆汁）-cystitis（嚢胞炎）→胆嚢炎 / cysto-scopy（鏡検査）→膀胱鏡検査 / cyst-adenoma（腺腫）→嚢腺腫 |
| derm | 皮膚 | dermat-ology（学）→皮膚科学 / dermat-itis（炎）→皮膚炎 |

| 接頭語 | 意　味 | 代表例 |
|---|---|---|
| **dys** | 悪い，困難な，痛い | dys-function（機能）→機能不全 / dys-menorrhea（月経）→月経困難症 / dys-pnea（呼吸）→呼吸困難 / dys-uria（尿症）→排尿障害 / dys-pepsia（消化）→消化不良 / dys-phasia（嚥下）→嚥下困難 |
| **encephal(o)** | 脳 | encephal-itis（脳炎）/ encephalo-malacia（軟化症）→脳軟化症 / bovine spongiform encephalo-pathy（疾患）（BSE） |
| **endo** | 内部の | endo-scope（スコープ）→内視鏡 / endo-crine（分泌の）→内分泌の / endo-carditis（心臓炎）→心内膜炎 / endo-toxin（トキシン）→エンドトキシン |
| **enter(o)** | 腸 | enter-itis（炎症）→腸炎 / gastro-enteritis（胃の）→胃腸炎 / entero-pathogenic E.coli（病原性の）大腸菌→病原性大腸菌 |
| **epi** | 上方の | epi-gastric（胃部の）→心窩部の / epi-dural（硬膜の）→硬膜外の |
| **ex(o)** | 外に | ex-cision（切ること）→切除 / exo-genous（原因の）→外因性の / ex-ophalmos（眼球症）→眼球突出症 |
| **extra** | 外に，別に | extra-cellular（細胞の）→細胞外の / extra-systole（収縮）→期外収縮 |
| **gastro** | 胃 | gastr-ectomy（切除術）→胃切除術 / gastr-itis（炎）→胃炎 / gastro-camera（カメラ）→胃カメラ / gastro-intestinal（腸の）→胃腸の |
| **hem** | 血液 | hemat-ology（学）→血液学 / hemat-oma（腫）→血腫 / hemat-uria（尿症）→血尿 / hemo-globin（グロビン）→ヘモグロビン / hemo-concentration（濃縮）→血液濃縮 / hemo-dialysis（透析）→血液透析 / hemo-lysis（溶解）→溶血 / hemo-lytic（溶解の）→溶血性の / hemo-philia（愛する）→血友病 |
| **hemi** | 半分 | hemi-sphere（球）→半球 / hemi-plegia（麻痺）→片麻痺 / hemi-anopsia（盲）→半盲 |
| **hepat(o)** | 肝臓 | hepat-itis（炎症）→肝炎 / hepato-megaly（腫大）→肝腫大 / hepato-spleno-megaly（脾腫）→肝脾腫 |
| **hydro** | 水 | hydro-cephalus（頭症）→水頭症 / hydro-gen（素）→水素 / hydro-phobia（恐怖症）→恐水症 / hydro-nephrosis（腎症）→水腎症 / hydro-ureter（尿管）→水尿管症 |
| **hyper** | 過度の | hyper-function（機能）→機能亢進 / hyper-active（活動的な）→活動亢進の / hyper-acidity（酸度）→（胃）酸過多症 / hyper-calcemia（カルシウム血症）→高カルシウム血症 / hyper-bilirubinemia（ビリルビン血症）→高ビリルビン血症 / hyper-glycemia（血糖症）→高血糖症 / hyper-tension（血圧）→高血圧 / hyper-sensitivity（感受性）→過敏症 / hyper-thyroidism（甲状腺状態）→甲状腺機能亢進症 / hyper-ventilation（換気）→過換気 |
| **hyp(o)** | 低下した | hypo-function（機能）→機能低下 / hypo-dermic（皮膚の）→皮下の / hypo-glycemia（血糖の状態）→低血糖症 / hypo-tension（血圧）→低血圧 / hypo-proteinemia（蛋白血症）→低蛋白血症 / hypo-thermia（体温の状態）→低体温 / hyp-oxia（酸素の状態）→低酸素症 |
| **hystero** | 子宮 | hyster-ectomy（摘出術）→子宮摘出術 / hystero-scopy（スコピー）→ヒステロスコピー |
| **infra** | より下の | ⇔ supra // infra-clavicular（鎖骨の）→鎖骨下の / infra-red（赤の）→赤外線の / infra-structure（ストラクチャー）→インフラストラクチャー |
| **inter** | 間の | inter-cellular（細胞の）→細胞間の / inter-action（作用）→相互作用 / inter-menstrual（月経の）→月経間の |
| **intra** | 内の | intra-cellular（細胞の）→細胞内の / intra-cranial（頭蓋の）→頭蓋内の / intra-arterial（動脈の）→動脈内の / intra-muscular（筋肉の）→筋肉内の / intra-venous（IV）（静脈の）→静脈内の / intra-uterine（子宮の）→子宮内の |

| 接頭語 | 意　味 | 代表例 |
|---|---|---|
| leuk(o) | 白い | leuko-cyte(細胞)→白血球 / leuko-cytosis(細胞増多症)→白血球増多症 / leuk-emia(血症)→白血病 |
| mal | 悪い | mal-formation(形成)→奇形 / mal-adaptation(適応)→順応不良，不適応 / mal-function(機能)→機能不全 / mali-gnant(＜born 生まれる)→悪性の / mal-nutrition(栄養)→栄養不良 / mal-practice(診療)→医療過誤 |
| meno | 月経 | a-meno-rrhea(無−流出)→無月経 / meno-pause(停止)→閉経 / post-menopausal(閉経の)→閉経後の |
| mono | 単一の | mono-cyte(細胞)→単球 / mono-nucleosis(細胞症)→単核細胞症 |
| multi | 多数の | multi-locular(房の)→多房の / multi-drug resistance(薬剤抵抗性)→多剤抵抗性 / multi-factorial(因子性の)→多因子性の / multiple →多発性の |
| myelo | (脊)髄 | myel-itis(炎)→脊髄炎 / osteo-myelitis(髄炎)→骨髄炎 / myel-oma(腫)→骨髄腫 |
| myo | 筋肉 | myo-carditis(心臓炎)→心筋炎 / myo-cardial(心臓の)→心筋の / myo-cardial infarction(心臓の梗塞)→心筋梗塞 / my-oma(腫)→筋腫 |
| nephro | 腎臓 | nephr-ectomy(摘出術)→腎摘出術 / nephr-itis(炎症)→腎炎 / pyelo-nephritis(腎盂)→腎盂腎炎 / nephro-toxicity(腎毒)→腎毒性 |
| neuro | 神経 | neur-algia(痛)→神経痛 / neur-itis(炎)→神経炎 / neur-ology(学)→神経学 / neur-osis(症)→ノイローゼ / neuron →ニューロン |
| normo | 正常の | normo-glycemia(血糖症)→正常血糖 / normo-tensive(血圧の)→正常血圧の |
| osteo | 骨 | osteo-cyte(細胞)→骨細胞 / osteo-genesis(形成)→骨形成 / osteo-malacia(軟化)→骨軟化症 / osteo-myelitis(髄炎)→骨髄炎 / osteo-porosis(粗鬆症)→骨粗鬆症 / osteo-sarcoma(肉腫)→骨肉腫 |
| peri | 周囲の | peri-phery(運ぶ)→周囲，周辺 / peri-appendicitis(虫垂炎)→虫垂周囲炎 / peri-natal(出生の)→周生期の，周産期の / peri-operative(手術の)→周術期の |
| pneumo | 肺，空気 | pneumo-nia(肺炎) / pneumo-thorax(胸廓)→気胸 |
| post | 後の | post-traumatic(外傷の)→外傷後の / post-operative(手術の)→術後の / post-spinal headache(腰椎穿刺−頭痛)→腰椎穿刺後頭痛 |
| pre | より前の | pre-cordial(胸部の)→前胸部の / pre-mature(成熟した)→未熟の，早発の / pre-menstrual(月経の)→月経前の / pre-natal(出生の)→出生前の / pre-operative(手術の)→術前の |
| retro | 後方の | retro-grade(歩く)→逆行性の / retro-peritoneal(腹膜の)→後腹膜の / retro-placental(胎盤の)→胎盤後方の |
| sub | 下の，亜〜 | sub-acute(急性の)→亜急性の / sub-cutaneous(皮膚の)→皮下の / sub-arachnoidal(くも膜の)→くも膜下の / sub-diaphragmatic(横隔膜の)→横隔膜下の / sub-dural(硬膜の)→硬膜下の / sub-lingual(舌の)→舌下の |
| tachy | 速い | tachy-cardia(心臓)→頻拍，頻脈 / tachy-pnea(呼吸)→頻呼吸 |
| thromb(o) | 血栓 | thrombo-cyto-penia(細胞・減少)→血小板減少 / thrombo-cyte(細胞)→血小板 / thrombo-embolism(塞栓症)→血栓塞栓症 / thrombo-phlebitis(静脈炎)→血栓静脈炎 / thrombus →血栓 |
| uro | 尿 | urine(尿)※ uric acid(尿酸) / urin alysis(＜analysis, 検査)→検尿，尿検査 / urin-ate(動詞化語尾)→排尿する / ur-ology(学)→泌尿器科学 |
| utero | 子宮 | uterus(子宮，＝womb) / utero-placental circulation(胎盤血行)→子宮胎盤血行 |

| 接頭語 | 意　味 | 代表例 |
|---|---|---|
| **vaso** | 血管 | vaso-motor（運動）→血管運動 / vaso-constriction（収縮）→血管収縮 / vaso-dilator（拡張薬）→血管拡張薬 / vaso-spasm（痙攣）→血管痙攣 |

## 2. 接尾語

| 接尾語 | 意　味 | 代表例 |
|---|---|---|
| **algesia, algia** | 〜痛 | an-algesia（無）→無痛，無感覚 / hyp-algesia（低い）→感覚鈍麻 / hyper-algesia（高い）→痛覚過敏 / neur-algia（神経）→神経痛 |
| **ase** | 酵素 | alkaline phosphat-ase（アルカリフォスファターゼ） / lip-ase（リパーゼ） / oxid-ase（オキシダーゼ，酸化酵素） |
| **blast** | 〜芽細胞 | erythro-blast（赤い）→赤芽球 / osteo-blast（骨）→骨芽細胞 / fibro-blast（線維）→線維芽細胞 |
| **cardia** | 〜心（臓） | a-cardia（無）→無心症 / brady-cardia（緩徐な）→徐脈 / tachy-cardia（速い）→頻拍，頻脈 / dextro-cardia（右）→右胸心 |
| **cele** | ヘルニア，膨隆，嚢 | cysto-cele（膀胱）→膀胱脱 / meningo-cele（髄膜）→髄膜瘤 / encephalo-cele（脳）→脳ヘルニア / urethro-cele（尿道）→尿道脱 / entero-cele（腸）→腸ヘルニア |
| **centesis** | 穿刺（術） | thora(co)-centesis（胸腔）→胸腔穿刺 / culdo-centesis（ダグラス窩）→ダグラス窩穿刺 / para-centesis（対して）→穿刺術　※ abdominal para-centesis →腹腔穿刺 / amnio-centesis（羊膜）→羊水穿刺術 / arthro-centesis（関節）→関節穿刺 |
| **cide, cidal** | 殺す | insecti-cide（昆虫）→殺虫剤 / homi-cide（人間）→殺人 / bacteri-cidal（菌の）→殺菌の / pesti-cide（害虫）→殺虫剤 / sui-cide（自己）→自殺 / spermi-cide（精子）→殺精子薬 |
| **cyte** | 〜細胞 | erythro-cyte（赤い）→赤血球 / leuko-cyte（白い）→白血球 / thrombo-cyte（血栓）→血小板 / lympho-cyte（リンパ）→リンパ球 / osteo-cyte（骨）→骨細胞 |
| **cytosis** | 細胞増加症 | leuko-cytosis（白い）→白血球増加症 / lympho-cytosis（リンパ）→リンパ球増加 / agranulo-cytosis（無顆粒）→顆粒球減少症 |
| **dactylia, dactylism** | 指趾の状態 | syn-dactylia（結合）→合指症 / poly-dactylism（多）→多指症 |
| **derma, dermia** | 皮膚症 | leuko-derma（白い）→白斑 / erythro-derma（紅い）→紅皮症 / sclero-derma（硬い）→強皮症 |
| **dynia** | 〜痛 | masto-dynia（乳房）→乳房痛 |
| **ectasia, ectasis** | 拡張（症） | bronchi-ectasia（気管支）→気管支拡張症 / lymphangi-ectasia（リンパ管）→リンパ管拡張症 / angi-ectasia（血管）→血管拡張症 / telangi-ectasia（末梢血管）→末梢血管拡張症 |
| **ectomy** | 切除（術） | append-ectomy（虫垂）→虫垂切除術 / gastr-ectomy（胃）→胃切除術 / mast-ectomy（乳房）→乳房切除術 / hyster-ectomy（子宮）→子宮摘出術 / nephr-ectomy（腎臓）→腎臓摘出術 / cyst-ectomy（嚢腫）→嚢腫摘出術 / cholecyst-ectomy（胆嚢）→胆嚢切除術　※ total hysterectomy（子宮全摘） / radical hysterectomy（根治的子宮摘出術） |
| **emia** | 〜血症 | an-emia（無）→貧血 / hyperglyc-emia（高血糖）→高血糖症 / hypoglyc-emia（低血糖）→低血糖症 / normoglyc-emia（正常血糖）→正常血糖症 / leuk-emia（白い）→白血病 / ur-emia（尿）→尿毒症 / hyperuric-emia（高尿酸）→高尿酸血症 / septic-emia（腐敗の）→敗血症 / hypoprotein-emia（低蛋白）→低蛋白血症 |
| **esthesia** | 知覚，感覚 | an-esthesia（無）→麻酔 / hyper-esthesia（過度の）→知覚過敏症 |

| 接尾語 | 意　味 | 代表例 |
|---|---|---|
| genesis | 発生，形成 | a-genesis（無）→無形成，無発生 / ※ renal agenesis（腎欠損）/ ※ gonadal agenesis（性腺無形成）/ carcino-genesis（癌）→癌発生 / embryo-genesis（胚）→胚発生 / onco-genesis（腫瘍）→腫瘍形成，発癌 / patho-genesis（疾病）→病因論，病原論 / angio-genesis（脈管）→脈管形成 |
| genic | 形成性の，起源性の | carcino-genic（癌）→発癌性の / terato-genic（奇形）→催奇性の / anti-genic（抗）→抗原性の　※ anti-genic competition（抗原競合）/ onco-genic（腫瘍）→腫瘍形成性の |
| gram, graph | 記録されたもの，グラフ | hemo-gram（血液）→ヘモグラム / ultrasono-gram（超音波）→超音波像 / electrocardio-gram（電気心臓）→心電図（ECG, EKG）/ angio-gram（血管）→血管造影図 / pyelo-gram（腎盂）→腎盂像 / retrograde pyelo-graphy（逆行性腎盂）→逆行性腎盂造影 |
| itis | 〜炎，炎症 | appendic-itis（虫垂）→虫垂炎 / hepat-itis（肝）→肝炎 / nephr-itis（腎）→腎炎 / gastroenter-itis（胃腸）→胃腸炎 / bronch-itis（気管支）→気管支炎 / encephal-itis（脳）→脳炎 / thyroid-itis（甲状腺）→甲状腺炎 / endocard-itis（内心臓）→心内膜炎 / osteomyel-itis（骨髄）→骨髄炎 |
| lith, lithiasis | 結石（症） | nephro-lith（腎）→腎石 / nephro-lithiasis →腎石症 / chole-lith（胆汁）→胆石 / chole-lithiasis →胆石症 / uro-lithiasis（尿）→尿路結石症 |
| lysis | 溶解，剥離，分解 | hemo-lysis（血液）→溶血 / urina-lysis（尿）→尿検査 /（← urine + analysis）/ auto-lysis（自己）→自己融解 / cyto-lysis（細胞）→細胞溶解 / para-lysis（並んで）→麻痺 |
| malacia | 軟化（症） | osteo-malacia（骨）→骨軟化症 / encephalo-malacia（脳）→脳軟化症 |
| megaly | 巨大症，腫大 | hepato-megaly（肝臓）→肝臓腫大 / spleno-megaly（脾臓）→脾臓腫大 / cardio-megaly（心臓）→心臓肥大 / organo-megaly（臓器）→臓器巨大症 / acro-megaly（末端）→末端肥大症 |
| menorrhea | 月経 | a-menorrhea（無）→無月経 / dys-menorrhea（困難）→月経困難症 / poly-menorrhea（頻発）→頻発月経 / oligo-menorrhea（少数 few）→希発月経 / hyper-menorrhea（過度の）→過多月経 / hypo-menorrhea（低下した）→過少月経 |
| mnesia | 記憶 | a-mnesia（無）→健忘，記憶喪失　※ retrograde amnesia（逆行性健忘）※ traumatic amnesia（外傷性健忘）/ hypo-mnesia（低下した）→記憶減退 / hyper-mnesia（過度の）→記憶増進 / para-mnesia（不正の）→記憶錯誤 |
| oid | 〜様の，もどき | ameb-oid（アメーバ）→アメーバ様の ※ ameboid movement（アメーバ様運動）/ muc-oid（ムチン，粘液）→ムチン様の，粘液様の / derm-oid（皮膚）→皮様の，類皮の ※ dermoid cyst（類皮嚢胞）/ fibrin-oid（フィブリン →フィブリン様の，フィブリノイド ※ fibrinoid degeneration（フィブリノイド変性） |
| ology | 〜学 | bi(o)-ology（生）→生物学 / cyt(o)-ology（細胞）→細胞学 / dermat-ology（皮膚）→皮膚科学 / gynec-ology（婦人）→婦人科学 / immun-ology（免疫学）→免疫学 / onc-ology（腫瘍）→腫瘍学 / pharmac-ology（薬）→薬理学 / psych-ology（精神）→心理学 / neur-ology（神経）→神経学 |
| oma | 〜腫，腫瘍 | aden-oma（腺）→腺腫 / cyst-oma（嚢）→嚢腫 / fibr-oma（線維）→線維腫 / hemangi-oma（血管）→血管腫 / carcin-oma（癌）→癌（腫）/ sarc-oma（肉）→肉腫 / oste-oma（骨）→骨腫 / hemat-oma（血液）→血腫 |
| osis | 〜症，疾患 | acid-osis（酸）→アシドーシス ※ diabetic acidosis（糖尿病性アシドーシス）/ thromb-osis（血栓）→血栓症 / varic-osis（静脈瘤）→静脈瘤症 / toxic-osis（毒）→中毒（症）/ thyrotoxic-osis（甲状腺毒）→甲状腺中毒症 / mononucle-osis（単核）→単核細胞症 |

| 接尾語 | 意味 | 代表例 |
|---|---|---|
| ostomy | 瘻孔術，造瘻術 | trache-ostomy（気管）→気管瘻孔形成（開口）/ sigmoid col-ostomy（S状結腸）→S状結腸人工肛門形成術 |
| otomy | 切開，切断（術） | crani-otomy（頭蓋）→開頭術 / thorac-otomy（胸廓）→開胸術 / culd-otomy（ダグラス窩）→ダグラス窩切開術 / vag-otomy（迷走神）→迷走神経切断術 / lith-otomy（石）→砕石術 / hyster-otomy（子宮）→子宮切開術 / tympan-otomy（鼓膜）→鼓膜切開 |
| pathy | ～症，疾患 | encephalo-pathy（脳）→脳症 / cardiomyo-pathy（心筋）→心筋症 / masto-pathy（乳腺）→乳腺症，マストパチー / neuro-pathy（神経）→神経障害，ニューロパシー / retino-pathy（網膜）→網膜症 ※ diabetic retino-pathy（糖尿病性網膜症） |
| penia | 減少（症） | thrombocyto-penia（血小板）→血小板減少症 / leuko-penia（＝leukocyto-penia）（白血球）→白血球減少症 / lymphocyto-penia（lympho-penia）（リンパ球）→リンパ球減少 |
| plasia | 形成 | a-plasia（無）→形成不全，無形成 / ana-plasia（後方に）→退形成 / hyper-plasia（過度の）→増殖，過形成 / hypo-plasia（低）→発育不全，形成不全 / neo-plasia（新）→新形成，腫瘍形成 / basal cell hyper-plasia（基底細胞過）→基底細胞過形成 |
| plasty | 形成（術） | mammo-plasty（乳房）→乳房形成術 / thoraco-plasty（胸郭）→胸郭形成術 / angio-plasty（血管）→血管形成術 / hystero-plasty（＝utero-plasty）（子宮）→子宮形成術 / arthro-plasty（関節）→関節形成術 / hernio-plasty（ヘルニア）→ヘルニア形成術 |
| plegia | 麻痺 | hemi-plegia（片，半分）→片麻痺，半側麻痺 / di-plegia（両側）→両側麻痺 / para-plegia（対）→対麻痺 / quadri-plegia（4つの）→四肢麻痺 |
| pnea | 呼吸 | a-pnea（無）→無呼吸 / ortho-pnea（まっすぐな姿勢）→起座呼吸 / hyper-pnea（過）→過呼吸 / dys-pnea（困難）→呼吸困難 / tachy-pnea（頻）→頻呼吸 / brady-pnea（緩徐）→緩徐呼吸 |
| poiesis | 造る事，形成 | erythro-poiesis（赤血球）→赤血球生成 / hemato-poiesis（＝hemo-poiesis）（血液）→造血 |
| rrhage, rrhagia | 出血 | hemo-rrhage（血液）→出血 / meno-rrhage（月経）→月経過多 |
| rrhea | 流出，漏出 | dia-rrhea（通して）→下痢 / leuko-rrhea（白い）→（白）帯下 / galacto-rrhea（乳）→乳汁漏出 / oto-rrhea（耳）→耳漏 |
| scope | スコープ，～鏡 | cysto-scope（膀胱）→膀胱鏡 / endo-scope（内部の）→内視鏡 / laparo-scope（脇腹）→腹腔鏡，ラパロスコープ |
| scopy | スコープ検査 | endo-scopy（内部）→内視鏡検査 / sigmoido-scopy（S字状結腸）→S字状結腸鏡検査 |
| tonic | 緊張性の，強壮剤 | a-tonic（無）→無緊張性の ※ atonic bleeding（弛緩出血）/ vago-tonic（迷走神経）→迷走神経緊張の / cardio-tonic（心臓）→強心の ※ cardiotonic drug（強心剤）/ hypo-tonic solution（低張の）→低張液 |
| trophy | 栄養（状態） | a-trophy（無）→萎縮 / dys-trophy（悪い）→ジストロフィー，異栄養症 ※ muscular dystrophy（筋ジストロフィー）/ hyper-trophy（過度の）→肥大，肥厚 ※ cardiac hyper-trophy（心肥大） |
| uresis | 排尿状態 | an-uresis（無）→尿閉 / di-uresis（強調）→利尿 / ※ anti-diuretic（抗利尿の）※ antidiuretic hormone（抗利尿ホルモン） |
| uria | ～尿（症） | an-uria（無）→無尿 / olig-uria（乏しい）→乏尿 / poly-urla（多）→多尿 / protein-uria（蛋白）→蛋白尿 / acid-uria（酸性）→酸性尿 / dys-uria（困難）→排尿障害，排尿痛 / glycos-uria（糖）→糖尿 / hemat-uria（血液）→血尿 / keton-uria（ケトン）→ケトン尿 / noct-uria（夜間）→夜間頻尿，夜尿症 |

# 3. 語　幹

| 語　幹 | 意　味 | 代表例 |
|---|---|---|
| **adip, adipose** | 脂肪 | adipose cell（＝fat cell）（脂肪）細胞 / adipose tissue（脂肪）組織 |
| **albin** | 白い | albino rats（シロネズミ）/ albin-ism（症）→白子症 / cutaneous albinism（皮膚の）→皮膚白子症 |
| **ambul(at)** | 歩き回る | ambul-ance（もの）→救急車 / ambula-tion →歩行 ※ early ambulation（早期歩行）/ ambulatory patient →歩行患者，外来患者 / ambulatory surgery →外来手術 / somn-ambulism（睡眠）→夢遊病 / somn-ambulist（睡眠）→夢遊病者 |
| **anthrop** | 人間の | anthropo-phobia（恐怖症）→対人恐怖症 / anthrop-ology（学）→人類学 |
| **aqu, aque** | 水 | aque-ous（形容詞語尾）solution（水溶液）→水溶液 / aque-ous cream（親水軟膏）/ aque-duct（導管）→水道，導水管 |
| **bar, baro** | 気圧，張力 | baro-meter（計）→気圧計 / hyper-baric chamber（高い）→高圧室 ※ hyper-baric oxygen（高圧酸素）※ hyper-baric solution（高比重液）/ iso-baric solution（等しい）→等比重液 |
| **capit, caput** | 頭部 | caput femoris（大腿骨）→大腿骨頭 / de-capitation（離れて）→断頭術 |
| **card, cardi** | 心臓 | cardiac apex（尖部）→心尖部 / cardiac arrest（停止）→心停止 ※ cardiac failure（＝heart failure, 心不全）/ endo-card-itis（内心炎）→心内膜炎 |
| **caud, cauda** | 尾 | caudal（尾側の）※ caudal vertebrae（尾椎）※ caudal anesthesia（仙骨麻酔） |
| **cephal(o)** | 頭部 | en-cephalon（脳）/ encephal-itis（脳炎）/ cephal-hematoma（頭血腫） |
| **chron(o)** | 時間 | chronic（慢性の）/ chron-ological（的の）→年代順の |
| **circum** | 周囲 | circum-stance（位置）→周囲の状況，環境 / circum-ference（運ぶ）→周囲長 ※ abdominal circumference（AC，腹囲）/ circum-oral pallor（口蒼白）→口囲蒼白 |
| **cryo** | 冷凍，寒冷 | cryo-surgery（外科）→冷凍外科 / cryo-therapy（療法）→冷凍療法 / cryo-precipitation（沈降反応）→寒冷沈降反応 |
| **cuss** | 叩く | per-cussion（通して）→打診 / con-cussion（共に）→振盪症 ※ brain concussion（脳振盪）※ spinal cord concussion（脊髄振盪） |
| **cyan** | 暗青色の | cyan-osis（状態）→チアノーゼ ※ cyanosis of the lips（唇のチアノーゼ）/ cyanotic（チアノーゼの）※ cyanotic patient（チアノーゼの患者） |
| **dextro** | 右の | ⇔ sinitro（左の）/ dextro-cardia（心臓）→右胸心 |
| **dorm** | 眠る | dorm-ant（形容詞語尾）→休眠の，眠っている ※ dormant cell（休眠細胞）※ dormant virus（休止期にあるウイルス）/ dorm-ancy（名刺語尾）→休眠状態 |
| **duc,duce** | 導く | in-duce（中に）→誘発する ※ induced ovulation（排卵誘発）※ induced labor and delivery（誘発分娩） |
| **dura** | 硬い | ※ dura mater（硬膜）/ epi-dural（上方の）→硬膜外の ※ epidural anesthesia（硬膜外麻酔）/ sub-dural（下の）→硬膜下の ※ -subdural hematoma（硬膜下血腫） |
| **equi** | 等しい | equi-librium（バランス）→平衡 / equi-valent（価値の）→同価の，当量の |
| **erythro** | 赤い | erythro-cyte（細胞）→赤血球 ※ erythro-cyte count（赤血球数）※ erythro-cyte sedimentation rate（ESR，赤血球沈降速度，赤沈，血沈）/ erythro-derma（皮膚）→紅皮症 |

| 語　幹 | 意　味 | 代表例 |
|---|---|---|
| **fenest** | 窓 | fenestr-ated membrane（動詞化語尾）→有窓膜 ※ fenestration（開窓，開窓術）※ tracheal fenestration（気管開窓術）※ fenestration operation（開窓術） |
| **fer** | 運ぶ | pre-fer（前もって）→選ぶ / trans-fer（越えて）→移入，移転 ※ embryo transfer（ET，胚移植）※ in vitro fertilization and embryo transfer（IVF-ET，体外受精） |
| **foli** | 葉 | ex-foli-ative（外に，形容詞語尾）→剥脱の ※ exfoliative cytology（剥脱細胞診）/ folic acid（酸）→葉酸 |
| **frig, frigo** | 冷たい | frigidity（不感症）/ re-frigeration（冷凍すること）→冷凍，低温療法 / re-frigerator（冷蔵庫） |
| **fuse, fusion** | 注入する（こと） | trans-fusion（横断して）→輸注，輸液（血）※ blood transfusion（輸血）※ whole blood transfusion（全血輸血）/ component transfusion（成分）→成分輸血 / in-fusion（中に）→注入，輸液 ※ intravenous infusion（静脈内注入）※ drip infusion（点滴注入）/ ef-fusion（外へ）→滲出，滲出液 ※ pleural effusion（胸膜滲出液，胸水）/ per-fusion（通して）→潅流 ※ coronary perfusion（冠動脈潅流） |
| **hepar, hepat, hepato** | 肝臓 | heparin（ヘパリン）/ hepat-itis（炎）→肝炎 / hepato-megaly（腫大）→肝腫大 ※ hepatic vein（肝静脈）※ hepatic（or liver）cirrhosis（肝硬変）※ hepatic coma（肝性昏睡） |
| **hetero** | 異なる，異種の | hetero-graft（移植）→異種移植 / hetero-logous graft（割合-形容詞語尾）→異種移植 / hetero-agglutination（凝集反応）→異種凝集反応 / hetero-antibody（抗体）→異種抗体 |
| **holo** | 全体の | holo-acardius（無心体）→全無心体 / holo-anencephaly（無脳症）→完全無脳症 / holo-crine gland（分泌腺）→全分泌腺，ホロクリン腺 |
| **hom, homo** | 同一の | homo-graft（移植）→同種移植 / homo-logous（割合-形容詞語尾）→同種の ※ homologous organ（相同器官） |
| **ipsi** | 同一の | ipsi-lateral（側の）→同側の / ipsi-lateral reflex（側の反射）→同側性反射 |
| **juxta** | 近接の | juxta-glomerular（糸球体の）→傍糸球体の，糸球体近接の ※ juxta-glomerular apparatus（傍糸球体装置） |
| **karyo** | （細胞）核 | karyo-pyknosis（濃縮）→核濃縮 ※ karyo-pyknotic index（KPI，核濃縮指数）/ karyo-type（型）→核型 / karyo-lysis（溶解）→核溶 / karyo-rrhexis（崩壊，破壊）→核崩壊 |
| **lacto** | 乳 | lact-ation（作ること）→乳汁分泌，授乳 ※ lactation period（授乳期）/ lacto-bacillus（桿菌）→乳酸桿菌 ※ lactic acid（乳酸）/ lactic dehydroge-nase（脱水素酵素）→ LDH，乳酸脱水素酵素 |
| **lig** | 結ぶ | lig-ate（動詞化語尾）→結紮する / ligature（結紮，結紮糸）/ double ligature（2重結紮）/ tubal ligation（卵管結紮） |
| **lipo** | 脂肪 | lip-oid（様な）→リポイド / lip-oma（腫）→脂肪腫 / lipo-protein（蛋白）→リポ蛋白 |
| **lum（in）** | 光 | lumin-ous intensity（形容詞語尾）→光度，照度 ※ luminescence（ルミネッセンス，冷光）/ luminescent lamp（蛍光灯） |
| **luna** | 月 | lunar calendar（暦）→大陰暦 ※ lunar eclipse（月食） |
| **mamm, mast** | 乳房 | mammary gland（腺）→乳腺 / mammo-graphy（撮影法）→マンモグラフィー / mammo-plasty（形成術）→乳房形成術 / mast-ectomy（切除術）→乳房切除術 / mast-itis（炎）→乳腺炎 |
| **manu, mani** | 手 | manual control（コントロール）→手動コントロール / manual operation（操作）→手動操作 ※ manual removal of the placenta（胎盤用手剥離術） |

| 語幹 | 意味 | 代表例 |
|------|------|--------|
| mania | 〜狂 | mania（躁病）※ manic state（躁状態）※ manic-depressive psychosis（躁うつ病） |
| micro | 小さい | micro-organism（生物）→微生物 / micro-scope（観察装置）→顕微鏡 / micro-biology（生物学）→微生物学 |
| morph(o) | 形態 | morph-ology（学）→形態学 / a-morphous（無）→無定型の ※ poly-morpho-nuclear leukocyte（多形核白血球） |
| mort(al) | 死 | mortality（＝mortality rate，死亡率）※ neonatal mortality（新生児死亡率）/ post-mortal rigidity（死硬直）→死後硬直 / post-mortem examination（後検査）→剖見 |
| mut | 変化 | mut-ant（形容詞語尾）→突然変異体，ミュータント / mut-ation（動詞か語尾）→突然変異 |
| necro, necr | 死 | necrosis（壊死）※ necrotic tissue（壊死組織）※ necrotizing enterocolitis（NEC，壊死性全腸炎） |
| neo | 新しい | neo-nate（生まれたもの）→（＝newborn，新生児）/ neonat-ology（学）→新生児学 ※ neonatal intensive care unit（NICU，新生児集中治療部）※ neonatal period（新生児期）/ neo-plasm（形成）→新生物，腫瘍 ※ malignant neoplasm（悪性新生物） |
| nitro | 窒素 | nitro-gen（素）→窒素 ※ nitrogen gas（窒素ガス）※ nitrogen balance（窒素平衡） |
| noct(urn) | 夜 | nocturnal（夜間の）→夜間の ※ nocturnal angina（夜間狭心症）/ noct-uria（尿症）→夜間頻尿，夜尿 ※ nocturn（ノクターン，夜想曲） |
| nyct, nycto | 夜 | nycta-lopia（そのような外見の）→ night blindness, 夜盲症 / noct-ambulist（歩行者）→夢遊病者 / nocti-phobia（恐怖症）→暗夜恐怖症 |
| olig, oligo | 寡少の | olig-uria（尿症）→乏尿 / oligo-spermia（精子症）→精子過少症 / oligo-menorrhea（月経）→稀発月経 |
| omni | 全ての | omni-potent（能力のある）→全能の / omni-present（存在する）→遍在する |
| onco | 腫瘍 | onco-gene（遺伝子）→腫瘍遺伝子 / onco-genesis（形成）→腫瘍形成，発癌 / onc-ology（学）→腫瘍学 |
| oo, oophor | 卵 | oo-cyte（細胞）→卵母細胞 / oo-genesis（発生）→卵発生 / oophor-ectomy（摘出術）→卵巣摘出術 |
| ped | 足，小児 | ped-iatrics（治療学）→小児科学 / ped-iatric-ian（人）→小児科医 / pedestr-ian（人）→歩行者 |
| penia | 減少（症） | leuko-penia（白血球）→白血球減少症 / pan-cyto-penia（汎細胞）→汎血球減少症 / pan-leuko-penia（汎白血球）→汎白血球減少症 / thrombo-cyto-penia（血小板）→血小板減少症 |
| pexy | 固定術 | gastro-pexy（胃）→胃固定術 / sigmoido-pexy（S 状結腸）→ S 状結腸固定術 |
| phleb(o) | 静脈 | phleb-itis（炎）→静脈炎 / phleb-otomy（切開）→ cutdown，静脈切開 / thrombo-phleb-itis（血栓炎）→血栓静脈炎 |
| phobia | 恐怖症 | xeno-phobia（外部の，異物）→他人恐怖症 / carcino-phobia（癌）→癌恐怖症 / claustro-phobia（閉所）→閉所恐怖症 / acro-phobia（高所，先端）→高所恐怖症 |
| poly | 多数の，多量の | poly-uria（尿）→多尿 / poly-dactyly（指症）→多指症 / poly-arthritis（関節炎）→多発関節炎 / poly-neuritis（神経炎）→多発性神経炎 / poly-phagia（食欲）→多食症 |

| 語　幹 | 意　味 | 代表例 |
|---|---|---|
| **pus, purul** | 膿 | pus basin（盆）→膿盆 ※ pus formation（化膿）/ purul-ent（形容詞語尾）→化膿性の ※ purulent inflammation（化膿性炎）※ purulent meningitis（化膿性髄膜炎） |
| **pyo** | 膿 | py-emia（血症）→膿血症 / pyo-derma（皮膚）→膿皮症 / pyo-genic（発生の）bacteria →化膿菌 ※ pyogenic arthritis（化膿性関節炎） |
| **pyro** | 熱，火 | pyre-xia（状態）→発熱 / pyro-gen（作るもの）→発熱因子 |
| **ren, reno** | 腎臓 | renal disease（腎疾患）/ renal function test（腎機能テスト）/ reno-gram（記録）→レノグラム |
| **rub, rubr** | 赤い | lochia rubra（悪露）→赤色悪露 |
| **sanit(a)** | 健康 | sanitary condition（衛生状態）/ sanitary napkin（生理用ナプキン）/ sanitary facilities（衛生施設）/ school sanitation（学校衛生）/ in-sanity（否定）→精神異常 |
| **scrib, script** | 書くこと，書いたもの | manu-script（手）→原稿 / pre-scribe（前もって）→処方する ※ pre-scription（処方） |
| **sect** | 切る | dis-section（離れて）→解剖，切開，廓清術 ※ lymph node dissection（リンパ節廓清）/ sect-ion（動詞化語尾）→切開，切片 / cesarean section（帝王）→帝王切開 / cross-section（横断する）→断面 |
| **semi** | 半分の | semi-automatic（自動の）→半自動の / semi-lunar shape（月の）→半月形 / semi-coma（昏睡）→半昏睡 |
| **senil** | 老齢の | senile atrophy（老人性萎縮）/ senile dementia（老人性認知症）/ senile change（老化現象）/ senility（老化，老衰）/ premature senility（早老） |
| **som, somat** | 身体 | macro-somia（体）→巨大児 ※ somatic cell division（細胞分裂）→体細胞分裂 / psycho-somatic（精神）disease → PSD，心身症 |
| **somni, somno** | 睡眠 | in-somnia（否定）→不眠症 / somn-ambul-ism（歩き回る）→夢遊病 |
| **sono** | 音 | ultra-sono-graphy（超検査法）→超音波検査法 ※ ultra-sonic Doppler method（超音波ドプラ法） |
| **thrombo** | 血栓 | thrombo-cyto-penia（血小板−減少）→血小板減少症 / thromb-osis（症）→血栓症 / thrombo-phlebitis（静脈炎）→血栓静脈炎 / thrombo-embolism（塞栓症）→血栓塞栓症 |
| **tox, toxi** | 毒 | endo-toxin（内）→エンドトキシン ※内毒素 / endotoxic shock（エンドトキシンショック）/ toxic-ology（学）→中毒学，毒物学 / in-toxi-cation（中に−作ること）→中毒 ※ acute alcoholic intoxication（急性アルコール中毒）/ toxi-city →毒性 ※ digitalis toxicity（ジギタリス中毒） |
| **tract** | 引っ張る | at-tract（の方に）→引きつける / ex-tract（外へ）→抽出する / re-tract（後の方へ）→引っ込める，撤回する |
| **trans** | 越えて，横断して | trans-fusion（注入）→輸液，輸血 ※ trans-abdominal scan（経腹壁スキャン）/ trans-plantation（植えること）→移植 |
| **umbilic, umbilical** | 臍 | umbilical cord（臍帯）/ umbilical hernia（臍ヘルニア） |
| **vac** | 空虚 | vacuum（真空）/ vacuum pump（真空ポンプ）/ vacuole（空胞，水胞） |
| **virul** | 毒 | virul-ent（形容詞語尾）→有毒の，毒性の ※ virulent disease（悪性の病気）/ virul-ence（名詞語尾）→毒性 |

# chapter

# 03

# カルテ・病棟で
# よく使われる
# 「頻出重要略語」一覧

本章では，重要な「略語一覧（カルテ・病棟・医療施設内で
頻用されている）」をまとめて示しています．

医師同士・医師と患者・医師と看護師・医療関係者間でよ
く使われている略語を集めたものです．病棟・カルテ・医
療施設内で非常に頻繁に使われている略語ばかりです．

さらに，内科・外科等の先にある専門部門（心臓内科，消
化器内科，脳外科など）・超専門部門へと進むにつれて，
その部門・専門の略語が増加することになります．

本書では専門医学部門に進む前に全医学領域において，使
われている略語のうちの最も一般的かつ重要なものに焦点
を合わせてリストアップしました．

| 略語 | 英文表現 | 和文表現 |
|---|---|---|
| **A** | | |
| **a.c.** | before meals(ante cibum) | (食前に) / take a drug A 100 mg a.c.(A 薬 10 mg を食前に服用) |
| **ad lib** | at liberty | (任意に，自由に，アドリブ)(略←ad libitum) / Bed rest, up ad lib.(ベッドレストであるが，任意に起きてよい) |
| **A-fib, Afib** | atrial fibrillation | (心房細動) |
| **ARDS** | acute respiratory distress syndrome | (急性呼吸促迫症候群) |
| **ARF** | acute renal failure | (急性腎不全) |
| **ASA** | acetylsalicylic acid: aspirin | (アスピリン) |
| **B** | | |
| **bid** | twice a day | (1 日 2 回) / Change dressing bid.(1 日 2 回更衣のこと) |
| **BP** | blood pressure | (血圧) |
| **BT** | body temperature | (体温) |
| **BW** | body weight | (体重) |
| **Bx** | biopsy | (生検，バイオプシー) |
| **C** | | |
| **c̄** | with | (を伴って) / Bed rest c̄ bathroom priviledge(ベッド安静，トイレは可) |
| **Ca** | cancer, carcinoma | (癌) |
| **CAD** | coronary artery disease | (冠状動脈疾患，冠疾患) |
| **cap** | capsule | (カプセル) |
| **CBC** | complete blood count | (血算，全血球計算値) |
| **CC** | chief complaint | (主訴) / CC: sudden right lower abdominal pain(主訴：突発性右下腹部痛) |
| **CDC** | Centers for Disease Control and Prevention | (米国疾病予防管理センター) |
| **CHF** | congestive heart failure | (うっ血性心不全) |
| **CIS** | carcinoma in situ | (上皮内癌) |
| **CKD** | chronic kidney disease | (慢性腎疾患) |
| **CNS** | central nervous system | (中枢神経系) |
| **COPD** | chronic obstructive pulmonary disease | (慢性閉塞性肺疾患) |
| **CPAP** | continuous positive airway pressure | (持続的気道陽圧法) |
| **CRF** | chronic renal failure | (慢性腎不全) |
| **CRP** | C-reactive protein | (C 反応性蛋白) |
| **CSF** | cerebrospinal fluid | (脳脊髄液) |
| **CVA** | cerebrovascular accident (cerebral stroke) | (脳血管発作，脳血管障害)(脳卒中) |
| **CVD** | cardiovascular disease | (心臓血管疾患) |
| | cerebrovascular disease | (脳血管障害，脳血管疾患) |

| 略語 | 英文表現 | 和文表現 |
|---|---|---|
| **D** | | |
| **D/C or DC** | discontinue or discharge | （停止する，退院させる）/ His doctor will D / C the drug.（彼の医師はその薬を中止するだろう）/ His doctor may DC his patient A from the hospital.（彼の医師は病院から患者 A を退院させるかもしれない） |
| **D & C, D and C** | dilatation and curettage | （子宮頚管拡張と内膜掻爬） |
| **DD, D/D** | differential diagnosis | （鑑別診断） |
| **DM** | diabetes mellitus | （糖尿病） |
| **DNR** | Do not resuscitate. | （人工蘇生をするな，蘇生すべからず） |
| **DTR** | deep tendon reflexes | （深部腱反射） |
| **DVT** | deep vein thrombosis | （深部静脈血栓症） |
| **D5W** | 5% dextrose in water | （5％ブドウ糖液） |
| **Dx** | diagnosis | （診断） |
| **E** | | |
| **ER** | emergency room | （緊急治療室，救急室） |
| **ESR** | erythrocyte sedimentation rate | （赤血球沈降速度） |
| **F** | | |
| **FH** | family history | （家族歴） |
| **FUO** | fever of unknown origin | （原因不明熱） |
| **Fx** | fracture | （骨折） |
| **G** | | |
| **GI** | gastrointestinal | （胃腸の）/ GI disease（胃腸疾患） |
| **gtt.** | drops | （滴）/ 10 gtt. per minute（1 分間に 10 滴） |
| **GU** | genitourinary | （尿生殖器の） |
| **H** | | |
| **Hct** | hematocrit | （ヘマトクリット） |
| **HEENT** | head,eyes,ears,nose and throat | （頭頚部）（頭，眼，耳，鼻，喉） |
| **HPI** | history of present illness | （現病歴） |
| **H&P** | history and physical examination | （病歴と診察）※ history taking（問診）/ physical examinaion（身体検査，診察） |
| **HR** | heart rate | （心拍数）/ FHR（fetal heart rate）胎児心拍数 |
| **h.s.** | at bedtime（hora somni） | （就眠時） |
| **HT** | hypertension | （高血圧） |
| **Hx** | history | （病歴） |
| **I** | | |
| **IBD** | inflammatory bowel disease | （炎症性腸疾患） |
| **ICU** | intensive care unit | （集中治療室） |
| **i.m., IM** | intramuscular | （筋肉内の）/ intramuscular injection（筋肉注射，筋注）/ Give 100 mg i.m.stat.（即時 100 mg 筋注せよ） |

| 略語 | 英文表現 | 和文表現 |
|---|---|---|
| I&D | incision and drainage | （切開と排膿） |
| I&O | intake and output | （摂取（量）と排出（量））/ Record daily I & O.（毎日の摂取排出を記録せよ） |
| IV | intravenous | （静脈内の）/ 100 mg IV（100 mg を静注） |
| IVC | inferior vena cava | （下大静脈） |
| IM | Intramuscular | （筋肉内の）/ IM injection（筋注） |
| in vitro | in the laboratory | （試験管内で）/ in vitro fertilization（IVF 体外受精） |
| in vivo | in the body | （生体内で）/ in vivo experiment（生体内実験） |
| IU | international units | （国際単位） |
| K | | |
| KCl | potassium chloride | （塩化カリ） |
| L | | |
| LBP | low back pain | （腰痛） |
| LFT | liver function test | （肝機能検査） |
| LLQ | left lower quadrant | （左下腹部）/ LLQ of the abdomen |
| LMP | last menstrual period | （最終月経） |
| LUQ | left upper quadrant | （左上腹部）/ The spleen is located in the LUQ of the abdomen.（脾臓は左上腹部に位置している） |
| M | | |
| MI | myocardial infarction | （心筋梗塞［症］）/ ※ MI（mitral insufficiency，僧帽弁閉鎖不全［症］） |
| MMR | measles, mumps, rubella | （麻疹・おたふくかぜ・風疹ワクチン）/ measles, mumps, and rubella virus vaccine の略 |
| MS | mitral stenosis, multiple sclerosis | （僧帽弁狭窄）<br>（多発性硬化症） |
| N | | |
| NG | nasogastric | （経鼻胃の）/ NG tube（経鼻胃管） |
| NPO | non per os, nothing by mouth | （絶食）/ NPO after midnight（夜 12 時以降絶食）/ The patient should receive nothing by mouth（NPO）for 8 hours before the scheduled operation.（予定手術前 8 時聞は絶食） |
| NSR | normal sinus rhythm of the heart | （心臓の洞調律） |
| N/V | nausea or vomiting | （悪心嘔吐）/ nausea and vomiting of pregnancy（妊娠嘔吐・つわり） |
| O | | |
| OR | operating room | （手術室）/ OR nurse（手術室ナース） |
| OTC | over-the-counter（drug） | （一般用医薬品；大衆薬） |
| P | | |
| p.c. | after eating（post cibum） | （食後） |
| PCP | primary care physician | （プライマリー医，一次診療医，かかりつけ医） |
| PE | physical examination | （身体検査） |

| 略語 | 英文表現 | 和文表現 |
|---|---|---|
| PH | past history | （既往歴） |
| PI | present illness | （現病歴） |
| Plt | Platelets | （血小板，thrombocytes） |
| PMH | past medical history | （既往歴） |
| p.o. | per os, by mouth | （経口的に）/ Take drug A 250 mg b.i.d（t.i.d）p.o. for 7 days.（A 薬 250 mg を 1 日 2（3）回（計 500 mg）（計 750 mg）を 7 日間服用のこと）/ through the mouth（経口で） |
| PR | pulse rate | （脈拍数） |
| prn, p.r.n. | as needed | （必要により）/ Give Demerol 100 mg IM prn for pain.（必要あれば痛みに Demerol 100 mg を筋注せよ） |
| PSH | past surgical history | （手術歴） |
| Pt | patient | （患者） |
| PTSD | post traumatic stress disorder | （心的外傷後ストレス障害） |
| Q | | |
| q | every | （すべての，毎）/ q4h（4 時間毎に） |
| q.d. | each day | （毎日）/ take drug A q.d.（A 薬を毎日服用する） |
| q2h | every 2 hours | （2 時間毎に）/ take a medicine q2h（薬を 2 時間毎に服用する） |
| q4h | every 4 hours | （4 時間毎に） |
| q.i.d | four times a day | （1 日に 4 回） |
| R | | |
| RA | rheumatoid arthritis | （リウマチ様関節炎，関節リウマチ，リウマチ性関節炎） |
| RBC | red blood cell | （赤血球） |
| RDS | respiratory distress syndrome | （呼吸窮迫症候群） |
| RLQ | right lower quadrant | （右下腹部）/ The appendix is located in the RLQ of the abdomen.（虫垂は右下腹部に位置している） |
| R/O | rule out | （除外する） |
| ROS | review of systems | （システムレビュー） |
| Rp | recipe | （処方）/ Rp: drug A q.i.d. for 7 days.（A 薬を 1 日 4 回，7 日間） |
| RR | respiratory rate | （呼吸数） |
| RTC | return to clinic | （再診）/ RTC in 2 weeks.（2 週間後に再来のこと） |
| RUQ | right upper quadrant | （右上腹部）/ The liver is located in the RUQ of the abdomen.（肝臓は右上腹部に位置している） |
| Rx | prescription | （処方箋） |
| S | | |
| s̄ | without | （無しで） |
| s.c. | subcutaneous | （皮下の（に）） |
| S.D. | standard deviation | （標準偏差） |
| S.E. | standard error | （標準誤差） |

| 略語 | 英文表現 | 和文表現 |
|---|---|---|
| SGA | small for gestational age | (胎児発育遅延の) / SGA baby (胎児発育遅延児) |
| SOB | shortness of breath | (息切れ) |
| S/S | signs and symptoms | (徴候と症状) |
| stat | immediately | (すぐに，直ちに) / Start IV stat. (ただちに静注を始めよ) |
| supp. | suppository | (坐剤) |
| Sx | symptom | (症状) |
| **T** | | |
| T&A | tonsillectomy and adenoidectomy | (扁桃摘出およびアデノイド切除術) |
| tab | tablet | (錠剤) |
| TAH | total abdominal hysterectomy | (腹式子宮全摘術) / TAH with BSO (bilateral salpingo-oophorectomy) (腹式子宮全摘術＋両側付属器切除術) |
| tid, t.i.d. | three times daily | (1日3回) / (処方) / Rp: Drug A q.i.d. for 7 days. (A薬を1日4回，7日間) |
| TURP | transurethral resection of the prostate | (経尿道的前立腺摘除術) |
| **U** | | |
| U/A | urinalysis | (検尿，尿検査) |
| US | ultrasonography | (超音波検査) |
| UTI | urinary tract infection | (尿路感染症) |
| **V** | | |
| VS | vital signs | (バイタルサイン) |
| **W** | | |
| WBC | white blood cell | (白血球) |
| W/D | well-developed | (発育良好の) / The patient was a 40-y-old W / D, W / N Japanese woman. (患者は40歳の発育・栄養良好の日本人女性である) |
| W/N | well-nourished | (栄養状態の良好な) |
| WNL | within normal limits | (正常範囲内) |
| Wt | weight | (重さ，重量) |
| **X** | | |
| XP | x-ray photography | X線写真撮影 |
| **Y** | | |
| y | year | (歳) / 35-y-old female patient (35歳の女性患者) |

chapter

# 04

# 人体各部位名と臓器名一覧

本章では「人体各部位名と臓器名一覧」を示しています.

一般によく使われている臓器名・部位名に絞ってリスト

アップしました.

# 1. 中枢神経系

| 日本語名 | 英語名 |
| --- | --- |
| 延髄 | medulla oblongata |
| オリーブ核 | olive nucleus |
| 海馬 | hippocampus |
| 外包 | external capsule |
| 下垂体 | pituitary, hypophysis |
| 間脳 | diencephalon |
| 顔面神経 | facial nerve |
| 橋 | pons |
| 三叉神経 | trigeminal nerve |
| 四丘体 | quadrigeminal body |
| 視床 | thalamus |
| 視床下部 | hypothalamus |
| 視神経 | optic nerve |
| 松果体 | pineal body |
| 小脳 | cerebellum |
| 小脳半球 | hemisphere of the cerebellum |
| 錐体路 | pyramical tract |
| 正中神経 | median nerve |
| 脊髄 | spinal cord |
| 舌咽神経 | glossopharyngeal nerve |
| 舌下神経 | hypoglossal nerve |
| 仙骨神経叢 | sacral plexus |
| 側脳室 | lateral ventricle |
| 第三脳室 | third ventricle |
| 大脳 | cerebrum |
| 大脳皮質 | cerebral cortex |
| 中枢神経系 | central nervous system |
| 中脳 | midbrain, mesencephalon |
| 聴神経 | acoustic nerve |
| 透明中隔 | septum pellucidum |
| 内包 | internal capsule |
| 脳幹 | brainstem |
| 脳硬膜 | dura mater of the brain |
| 脳室 | ventricle |
| 脳神経 | cranial nerve |
| 脳梁 | corpus callosum |
| 迷走神経 | vagus nerve |

## 2. 末梢神経系

| 日本語名 | 英語名 |
|---|---|
| 陰部神経 | pudendal nerve |
| 陰部大腿神経 | genitofemoral nerve |
| 脛骨神経 | tibial nerve |
| 頚神経叢 | cervical plexus |
| 坐骨神経 | sciatic nerve |
| 視索 | optic tract |
| 尺骨神経 | ulnar nerve |
| 小脳 | cerebellum |
| 深腓骨神経 | deep peroneal nerve |
| 正中神経 | median nerve |
| 脊髄 | spinal cord |
| 仙骨神経 | sacral nerve |
| 仙骨神経叢 | sacral plexus |
| 仙椎 | sacral vertebrae |
| 浅腓骨神経 | superficial peroneal nerve |
| 総腓骨神経 | common peroneal nerve |
| 第 1 胸椎 | 1st thoracic vertebra |
| 第 1 頚椎 | 1st cervical vertebra |
| 第 1 腰椎 | 1st lumbar vertebra |
| 大腿神経 | femoral nerve |
| 腸骨下腹神経 | iliohypogastric nerve |
| 橈骨神経 | radial nerve |
| 脳 | brain |
| 伏在神経 | saphenous nerve |
| 閉鎖神経 | obturator nerve |
| 腰神経叢 | lumbar plexus |
| 肋間神経 | intercostal nerve |
| 肋骨下神経 | subcostal nerve |
| 腕神経叢 | brachial plexus |

## 3. 骨格系

| 日本語名 | 英語名 |
| --- | --- |
| 胸骨 | sternum |
| 脛骨 | tibia |
| 肩甲骨 | scapula |
| 骨盤 | pelvis |
| 鎖骨 | clavicle |
| 膝蓋骨 | patella |
| 尺骨 | ulna |
| 上腕骨 | humerus |
| 頭蓋 | skull |
| 仙骨 | sacrum |
| 大腿骨 | femur |
| 恥骨結合 | pubic symphysis, symphysis pubis |
| 椎骨 | vertebra |
| 橈骨 | radius |
| 腓骨 | fibula |
| 肋骨 | rib |

# 4. 循環器系

| 日本語名 | 英語名 |
|---|---|
| 外頸静脈 | external jugular vein |
| 外頸動脈 | external carotid artery |
| 下大静脈 | inferior vena cava（IVC） |
| 後脛骨静脈 | posterior tibial vein |
| 鎖骨下静脈 | subclavian vein |
| 鎖骨下動脈 | subclavian artery |
| 尺側皮静脈 | basilic vein |
| 尺骨動脈 | ulnar artery |
| 上大静脈 | superior vena cava（SVC） |
| 小伏在静脈 | small saphenous vein |
| 上腕動脈 | brachial artery |
| 腎静脈 | renal vein |
| 腎動脈 | renal artery |
| 前脛骨静脈 | anterior tibial vein |
| 前脛骨動脈 | anterior tibial artery |
| 大腿静脈 | femoral vein |
| 大腿動脈 | femoral artery |
| 大動脈 | aorta |
| 大伏在静脈 | great saphenous vein |
| 腸骨静脈 | iliac vein |
| 腸骨動脈 | iliac artery |
| 橈骨動脈 | radial artery |
| 内頸静脈 | internal jugular vein |
| 内頸動脈 | internal carotid artery |
| 肺静脈 | pulmonary vein |
| 肺動脈 | pulmonary artery |
| 橈側皮静脈 | cephalic vein |

## 5. 呼吸器系

| 日本語名 | 英語名 |
| --- | --- |
| 咽頭 | pharynx |
| 横隔膜 | diaphragm |
| 横隔膜神経 | phrenic nerve |
| 気管 | trachea |
| 気管支 | bronchus |
| 気管分岐部 | bifurcation of the trachea |
| 胸膜腔 | pleural cavity |
| 口腔 | oral cavity |
| 喉頭 | larynx |
| 喉頭蓋 | epiglottis |
| 細気管支 | bronchiolus（or bronchiole） |
| 声帯 | vocal cord |
| 肺 | lung |
| 下葉 | lower lobe |
| 肺上葉 | upper lobe |
| 肺中葉 | middle lobe |
| 肺胞 | alveolus（s）, alveoli（pl） |
| 鼻腔 | nasal cavity |

# 6. 消化器系

| 日本語名 | 英語名 |
| --- | --- |
| 胃 | stomach |
| 胃体 | body of the stomach |
| 胃底 | fundus of the stomach |
| S状結腸 | sigmoid colon |
| 横行結腸 | transverse colon |
| 回腸 | ileum |
| 肝管 | hepatic duct |
| 肝臓 | liver |
| 空腸 | jejunum |
| 下行結腸 | descending colon |
| 肛門 | anus |
| 十二指腸 | duodenum |
| 上行結腸 | ascending colon |
| 小腸 | small intestine |
| 小弯 | lesser curvature |
| 食道 | esophagus |
| 膵管 | pancreatic duct |
| 膵臓 | pancreas |
| 膵体 | body of the pancreas |
| 膵尾 | tail of the pancreas |
| 総胆管 | choledochus, common bile duct |
| 大弯 | greater curvature |
| 胆管 | bile duct |
| 胆嚢 | gallbladder |
| 虫垂 | vermiform appendix, appendix |
| 直腸 | rectum |
| 脾 | spleen |
| 腹膜 | peritoneum |
| 噴門 | cardia |
| 噴門部 | cardiac region |
| 盲腸 | cecum |
| 門脈 | portal vein |
| 幽門 | pylorus |
| 幽門部 | pyloric region |

# 7. 心臓系

| 日本語名 | 英語名 |
|---|---|
| 回旋動脈 | circumflex artery |
| 下大静脈 | inferior vena cava（IVC） |
| 冠動脈 | coronary artery |
| 三尖弁 | tricuspid valve |
| 上大静脈 | superior vena cava（SVC） |
| 心室 | ventricle |
| 心房 | atrium |
| 僧帽弁 | mitral valve |
| 大動脈 | aorta |
| 大動脈弁 | aortic valve |
| 肺静脈 | pulmonary vein |
| 肺動脈 | pulmonary artery |
| 肺動脈弁 | pulmonary valve |
| 左前下行動脈（左冠動脈の） | left anterior descending artery |

## 8. 泌尿器系（男性・女性）

| 日本語名 | 英語名 |
|---|---|
| **泌尿器系** ||
| 括約筋 | sphincter |
| 糸球体 | glomerulus |
| 腎盂 | pelvis |
| 腎髄質 | medulla of the kidney |
| 腎臓 | kidney |
| 腎皮質 | cortex of the kidney |
| 腎被膜 | renal capsule |
| 尿管 | ureter |
| 尿道 | urethra |
| ネフロン | nephron |
| 膀胱 | urinary bladder |
| **男性生殖器系** ||
| 陰茎 | penis |
| 睾丸 | testicle |
| 精管 | seminal duct, vas deferens |
| 精嚢 | seminal vesicle |
| 前立腺 | prostate, prostate gland |
| 尿道 | urethra |
| 副睾丸 | epididymis |
| **女性生殖器系** ||
| 会陰 | perineum |
| 外子宮口 | external os of the uterus |
| 子宮 | uterus |
| 子宮頚管 | cervical canal |
| 子宮体部 | uterine body |
| 子宮底 | uterine fundus |
| 子宮内膜 | endometrium |
| 子宮内膜腔 | endometrial cavity |
| 小陰唇 | labium minus |
| 処女膜 | hymen |
| 大陰唇 | labium majus |
| 腟 | vagina |
| 内子宮口 | internal os of the uterus |
| 卵管 | fallopian tube, tube |
| 卵巣 | ovary |

## 9. 眼科系

| 日本語名 | 英語名 |
| --- | --- |
| 黄斑 | macula（of the retina）, yellow spot |
| 角膜 | cornea |
| 強膜 | sclera |
| くも膜 | arachnoid |
| 結膜 | conjunctiva |
| 虹彩 | iris |
| 後房 | posterior chamber |
| 視神経 | optic nerve |
| 硝子体 | vitreous body |
| 水晶体 | lens |
| 水晶体嚢 | lens capsule |
| 前房 | anterior chamber |
| 瞳孔 | pupil |
| 瞳孔括約筋 | pupillary sphincter, sphincter muscle of the pupil |
| 脈絡膜 | choroid |
| 脈絡膜血管 | choroidal vessel |
| 網膜 | retina |
| 網膜静脈 | retinal vein |
| 網膜動脈 | retinal artery |
| 毛様体 | ciliary body |

# 10. 耳鼻咽喉科系

| 日本語名 | 英語名 |
|---|---|
| 咽頭扁桃 | pharyngeal tonsil |
| 外耳 | external ear |
| 外耳道 | external auditory（acoustic）meatus |
| 蝸牛 | cochlea |
| 下唇 | lower lip |
| 頚静脈 | jugular vein |
| 頚動脈 | carotid artery |
| 口蓋垂 | uvula |
| 鼓室 | tympanic cavity |
| 鼓膜 | tympanic membrane |
| 耳管 | auditory tube |
| 上顎骨 | maxilla |
| 上顎洞 | maxillary sinus |
| 上唇 | upper lip |
| 前頭洞 | frontal sinus |
| 中耳 | middle ear |
| 内頚静脈 | internal jugular vein |
| 内頚動脈 | internal carotid artery |
| 内耳 | inner ear |
| 鼻腔 | nasal cavity |
| 鼻尖 | tip of the nose |
| 鼻中隔 | nasal septum |
| 鼻粘膜 | nasal mucosa |

# 11. 皮膚科系

| 日本語名 | 英語名 |
|---|---|
| 運動神経 | motor nerve |
| 円柱上皮 | columnar epithelium |
| 角質層 | horny layer, corneal layer |
| 顆粒層 | granular layer |
| 感覚神経 | sensory nerve |
| 汗腺 | sweat gland |
| 基底層 | basal layer |
| 基底膜 | basement membrane |
| 結合組織 | connective tissue |
| 上皮 | epithelium |
| 自律神経 | autonomic nerve |
| 透明層 | clear layer, stratum lucidum |
| 乳頭層 | papillary layer |
| 皮下脂肪 | subcutaneous fat |
| 皮下脂肪組織 | subcutaneous fatty tissue |
| 皮脂腺 | sebaceous gland |
| 皮膚 | skin |
| 表皮 | epidermis, epiderm |
| メラニン色素細胞 | melanin pigment cell, melanocyte |
| 毛根 | hair root |
| 網状層 | reticular layer |

chapter

## 05

# 医学・医療に関連する 基本用語一覧

本章では，多彩にわたる「診療・治療・手術等に関した表現と基本用語」について説明しています．それらに関しての有用な表現法や多くの重要用語には十分に慣れて使いこなせるようにしておく必要があります．

多彩な病院内の施設や診療科部門，手術関連施設，薬剤部門等々についての情報がきわめて豊富に含まれています．

# 1. 診療科名・医療者名

| 診療科・医療者名 | 英　語 | 領域別の呼称 |
|---|---|---|
| 医師 | doctor, physician | 家庭医（family physician） |
| 救急部 | ER（emergency room） | |
| 集中治療部 | ICU（intensive care unit） | |
| 手術室 | OR（operating room） | |
| 臨床検査科 | clinical laboratory | |
| 病院薬剤部 | hospital pharmacy | |
| 中央材料部 | central supply | |
| 食堂 | cafeteria | |
| 売店 | canteen | |
| 喫茶室 | coffee shop | |
| ソーシャルワーカー | social worker | |
| 外来 | outpatient clinic | |
| 一般外科 | general surgery | 一般外科医（general surgeon） |
| 外科 | surgery | 外科医（surgeon） |
| 外科病棟 | surgical ward | |
| 心臓血管外科 | cardiovascular surgery | |
| 消化器外科 | gastrointestinal surgery | |
| 呼吸器外科 | thoracic surgery | |
| 形成外科 | plastic surgery | |
| 内科 | internal medicine, medicine | 内科医（internist） |
| 内科病棟 | medical ward | |
| 消化器内科，胃腸科 | gastroenterology | |
| 呼吸器内科 | respiratory medicine | |
| 内分泌内科 | endocrinology | |
| 心臓循環器内科 | cardiology | |
| 血液内科 | hematology | |
| 腎臓内科 | nephrology | |
| 整形外科 | orthopedics, orthopedic surgery | 整形外科医（orthopedist, orthopedic surgeon） |
| 整形外科病棟 | orthopedic ward | |
| 産科 | obstetrics | 産科医（obstetrician） |
| 産科病棟 | maternity ward | |
| 婦人科 | gynecology | 婦人科医（gynecologist） |
| 産（科）婦人科 | obstetrics and gynecology, Ob/Gyn | |
| 産婦人科医 | obstetrician and gynecologist | |
| 神経科 | neurology | 神経科医（neurologist） |
| 脳神経外科 | neurosurgery / brain surgery | 神経外科医（neurosurgeon） |
| 泌尿器科 | urology | 泌尿器科医（urologist） |

| 診療科・医療者名 | 英　語 | 領域別の呼称 |
|---|---|---|
| 耳鼻咽喉科 | otorhinolaryngology, Ear,Nose and Throat（ENT） | 耳鼻咽喉科医（otorhinolaryngologist），ENT doctor |
| 歯科 | dentistry | 歯科医（dentist） |
| 口腔外科 | oral surgery | 口腔外科医（oral surgeon） |
| 小児科 | pediatrics | 小児科医（pediatrician） |
| 小児科病棟 | pediatric ward | |
| 小児外科 | pediatric surgery | 小児外科医（pediatric surgeon） |
| 老人病 | geriatric disease, senile disease | |
| 麻酔科 | anesthesiology | 麻酔科医（anesthesiologist）／ 麻酔（anesthesia） |
| 麻酔士 | anesthetist | |
| 皮膚科 | dermatology | 皮膚科医（dermatologist） |
| 美容整形外科 | cosmetic surgery | |
| インターン | intern | インターン制（internship） |
| レジデント | resident, resident physician | |
| 精神科 | psychiatry | 精神科医（psychiatrist） |
| 放射線科 | radiology | 放射線科医（radiologist） |
| 眼科 | ophthalmology | 眼科医（ophthalmologist） |
| 検眼科 | optometry | 検眼士（optometrist） |

## 2. 体温・身長・体重換算表

| 体　温 | 摂氏温度（℃） | 華氏温度（℉） |
|---|---|---|
| （換算式　℉＝1.8℃＋32） | 36（℃） | 96.8（℉） |
| 摂氏＝（華氏－32度）／1.8 | 37（℃） | 98.6（℉） |
| 華氏＝（摂氏×1.8）＋32 | 38（℃） | 100.4（℉） |
| 摂氏32度＝華氏0度 | 39（℃） | 102.2（℉） |
| | 40（℃） | 104（℉） |

| 身　長 | meter | feet・inch |
|---|---|---|
| 1 フィート＝12 インチ | 30.5（cm） | 1（ft） |
| | 2.5（cm） | 1（in.） |

| 体　重 | kilogram（kg） | pound（lb） |
|---|---|---|
| 1 ポンド（lb）＝16 オンス（oz） | 450（g） | 1（lb） |
| 1 オンス（oz）＝28 グラム（g） | 1（kg） | 2.2（lb） |
| | 2.5（kg） | 5.5（lb） |
| | 3.0（kg） | 6.6（lb） |

# 3. 常用薬剤名やその分類

| 常用薬剤名等 | 英語 | 用例 |
|---|---|---|
| 処方箋 | prescription | narcotic prescription（麻薬処方箋）/ fill a prescription（処方箋に従って薬を調剤する） |
| 副作用 | side effect | |
| 一般用医薬品，大衆薬 | OTC（over-the-counter）drug | non-prescription drug（OTC drug と同じ） |
| インスリン | insulin | |
| うがい薬 | gargle, mouthwash | |
| 栄養剤 | nutrient | |
| 液剤 | solution, liquid medicine（drug） | aqueous solution（水溶液）/ eye solution（眼科用液剤） |
| オブラート | wafer | wafer paper（オブラート） |
| カプセル | capsule | |
| かゆみ止め，止痒薬 | antipruritic, anti-itch medicine | |
| 顆粒剤 | granule medicine | |
| 癌化学療法薬 | cancer chemotherapy agent | |
| 感冒薬，風邪薬 | cold remedy, cold medicine | |
| 漢方薬 | Chinese（herbal）medicine | |
| 気管支拡張薬 | bronchodilator | |
| 去痰薬 | expectorant | |
| 駆虫薬 | antiparasitic | |
| 下剤，緩下剤，通じ薬 | laxative | |
| 血管拡張薬 | vasodilator | |
| 解熱薬 | antipyretic | analgesic antipyretic（鎮痛・解熱薬） |
| 健胃剤 | stomachic, stomach medicine | |
| 抗ウイルス薬 | antiviral | |
| 抗うつ薬 | antidepressant | |
| 抗炎症薬 | antiinflammatory | |
| 抗嘔吐薬，制吐薬 | antiemetic | |
| 抗菌薬 | antimicrobial | |
| 抗痙攣薬，発作抑制薬 | anticonvulsant, anticonvulsive, antiseizure | |
| 抗高血圧薬，血圧降下薬 | antihypertensive | antihypertensive therapy（降圧療法） |
| 抗腫瘍薬 | antineoplastic | |
| 抗真菌薬 | antifungal | |
| 抗生物質 | antibiotic | broad spectrum antibiotic（広域抗生物質） |
| 抗痛風薬 | antigout agent, gout suppressant | |
| 抗糖尿病薬 | antidiabetic | |
| 抗ヒスタミン薬 | antihistamine, antihistamic agent | |

| 常用薬剤名等 | 英 語 | 用 例 |
|---|---|---|
| 抗鼻閉薬 | nasal decongestant | |
| 抗不安薬 | antianxiety（agent） | |
| 抗不整脈薬 | antiarrhythmic（agent） | |
| コルチゾン | cortisone | |
| サルファ剤 | sulfa drug | |
| 坐薬 | suppository | |
| ジェネリック医薬品，後発医薬品 | generic drug | generic drug（特許の切れたブランド名の製薬に代わって化学的に同等，より安価につくられた薬品のこと．一般名）※ brand name drug に対する． |
| ジギタリス | digitalis | |
| 脂質低下薬 | lipid-lowering agent | |
| 錠剤 | pill, tablet | contraceptive pill（避妊用ピル）/ sublingual tablet（舌下錠） |
| 消毒薬，防腐薬 | antiseptic | antiseptic solution（防腐液）/ antiseptic dressing（防腐包帯） |
| 消毒薬，殺菌剤 | disinfectant | disinfectant soap（消毒石けん）/ phenolic disinfectant（フェノール系消毒剤） |
| 止痢薬，下痢止め | antidiarrheal | |
| シロップ | syrup | ipecac syrup（吐根シロップ） |
| 催眠薬 | hypnotic | hypnotic addict（催眠薬常用者）/ hypnotic drug addiction（催眠薬中毒） |
| 睡眠薬 | sleeping pill（tablet, drug） | |
| ステロイド | steroid | |
| 精神安定薬，トランキライザー | tranquilizer | |
| 舌下錠 | sublingual tablet | |
| 制酸薬 | antacid | antiseptic solution（防腐液）/ antiseptic dressing（防腐包帯） |
| 鎮咳薬，咳止め | cough medicine, antitussive | cough drop（咳止め薬）/ cough syrup（咳止めシロップ） |
| 鎮静薬 | sedative | sedative hypnotic（催眠鎮静薬）/ sedative treatment（鎮静療法） |
| 鎮痛薬，痛み止め | analgesic, painkiller | local analgesic（局所鎮痛薬）/ narcotic (nonnarcotic) analgesic（麻薬性（非麻薬性）鎮痛薬）/ antipyretic analgesic（解熱鎮痛薬） |
| テトラサイクリン | tetracycline | |
| 点眼剤 | eye drops | |
| 点耳剤 | ear drops | |
| 点鼻剤 | nose drops | |
| トローチ剤 | troche | |
| 内服薬 | oral medicine | |

| 常用薬剤名等 | 英　語 | 用　例 |
|---|---|---|
| 軟膏 | ointment, salve | boric ointment（ホウ酸軟膏）/ hydrophilic ointment（親水軟膏）/ ophthalmic ointment（眼軟膏） |
| ニトログリセリン | nitroglycerine | |
| ビタミン剤，総合ビタミン薬 | vitamins, multivitamins | vitamin A（ビタミン A） |
| ベータ遮断薬 | beta blocker | |
| ペニシリン | penicillin | |
| マクロライド | macrolide | |
| 抑制薬 | suppressant | immunosuppressant（免疫抑制薬）/ gout suppressant（抗痛風薬） |
| 利尿薬 | diuretic | cardiac diuretic（強心利尿薬）/ ※ antidiuretic（抗利尿薬）/ diuretic hormone（利尿ホルモン） |

※ここに英語製薬名として入っているほとんどの製薬名は形容詞と名詞を兼ねているので，その形容詞名の後ろに agent, drug, medicine 等をつけても同じ意味を示す．　例：鎮痛薬は analgesic, analgesic agent（drug, medicine）

## 4. 医療施設の設備と医療者名

| 病院病棟関連 | 英 語 | 関連事項 |
|---|---|---|
| 外来 | outpatient clinic | |
| 検査室 | laboratory | clinical laboratory（臨床検査室）/ laboratory diagnosis（検査室診断）/ central laboratory（中央検査室）/ cardiopulmonary laboratory（心肺検査室） |
| 薬局 | pharmacy | hospital pharmacy（病院薬剤部）/ chief pharmacist（薬局長） |
| 会計 | cashier | |
| 医療相談 | medical consultation（service） | medical consultation room（医療相談室） |
| 病棟 | ward, hospital ward | ward physician, house staff（病棟医） |
| 外科（内科，産科，小児科）病棟 | surgical（medical, maternity, pediatric）ward | |
| 老人病棟 | geriatric ward | |
| 隔離病棟 | isolation ward | |
| 救急病棟 | emergency ward | |
| 癌病棟 | cancer ward, oncology ward | |
| 10 階東病棟 | Ward 10E | |
| 病棟医 | house staff, house officer, house physician | |
| レジデント | resident, resident physician | |
| インターン | intern, intern doctor | work as an intern at a hospital（病院でインターンをする）/ work on an internship（インターンとして働く） |
| 作業療法士 | occupational therapist（OT） | |
| 理学療法士 | physical therapist（PT），physiotherapist | |
| X 線技師 | X-ray technician, X-ray technologist | |
| 看護師長 | head nurse, chief nurse, charge nurse | assistant head nurse（副師長） |
| 看護師 | nurse | scrub nurse（手術室看護師，手洗い看護師）/ circulating nurse（手術時 scrub nurse を助ける循環看護師）/ nurse call button（ナースコールボタン） |
| 正看護師，登録看護師 | registered nurse（R.N.） | |
| 病棟看護師 | ward nurse | |
| 訪問看護師 | visiting nurse | |
| 看護学生 | student nurse | |
| 保健婦 | public health nurse | |
| 助産師 | nurse midwife | |
| 病棟事務員 | ward clerk | |
| 手術室 | operating room（OR） | |
| 陣痛室 | labor room | |

| 病院病棟関連 | 英　語 | 関連事項 |
|---|---|---|
| 分娩室 | delivery room | |
| リハビリ施設 | rehabilitation（rehab）facility | |
| シャワー室 | shower room | |
| 洗面所 | washroom | |
| 面会室 | visiting room | |
| 洗濯室 | laundry room | |

# 5. 手術室の備品・器具・人等

| 手術室関連 | 英 語 | 関連事項 |
|---|---|---|
| 一般手術室 | general operating room | |
| 外来手術 | ambulatory surgery, outpatient surgery | |
| 看護衣 | nursing gown | |
| 白衣 | white coat, white gown | be dressed in white（白衣を着ている）/ white coat hypertension（白衣高血圧症） |
| 鉗子 | forceps, clamp | grasping forceps（把握鉗子）/ Pean's forceps（ペアン鉗子）/ towel forceps（布鉗子）/ hemostatic forceps（clamp）（止血鉗子）/ Kocher clamp（コッヘル鉗子）/ mosquito clamp（小型止血鉗子）/ intestinal clamp（腸鉗子）/ ※ hemostat（止血鉗子） |
| 器械台 | instrument table | anesthesia instrument table（麻酔器械台）/ examination instrument table（診察器械台） |
| 吸引装置 | suction apparatus, aspirator | dental suction apparatus（歯科用吸引装置） |
| 更衣室 | changing room | |
| 止血 | hemostasis | tourniquet（止血帯） |
| 執刀医，術者 | operator, surgeon | |
| 持針器 | needle holder | |
| 病衣 | hospital gown | |
| 手術着 | operating gown, scrub gown, scrub suit | |
| 手術器具 | surgical instruments | |
| 手術室 | OR（operating room） | outpatient operating room（外来手術室） |
| 手術室備品 | operating room（OR）equipment | |
| 手術台 | operating table | |
| 手術表 | operating list | |
| 手術用照明灯，無影灯 | operating light | |
| 手術用手袋 | surgical glove | |
| 小手術室 | minor operation room | |
| スワブ，綿棒 | swab | nasal swab（鼻腔スワブ）/ throat swab（咽頭スワブ） |
| 切開 | incision | incision and drainage（I&D）（切開排膿）/ 3-cm surgical incision（3 cm の手術切開）/ incisional biopsy（切開生検）/ exploratory incision（診査切開）/ crucial incision（十字切開）/ median incision（正中切開）/ fine needle biopsy（細針生検）/ wedge biopsy（くさび状生検） |
| 第一助手 | first assistant | |
| ディスポーザブルキャップ | disposable cap | |

| 手術室関連 | 英語 | 関連事項 |
|---|---|---|
| ドレナージ，排膿 | drainage | postural drainage（体位ドレナージ）/ suction drainage（吸引ドレナージ） |
| 針 | needle | aspirating needle（吸引用針）/ biopsy needle（生検針）/ hypodermic needle（皮下注射針） |
| 保存的手術 | conservative surgery | |
| 根治手術 | radical surgery | |
| メス，ナイフ，小刀 | knife | surgical knife（メス）/ cautery knife（電気メス，焼灼刀）/ electric knife（電気メス） |
| 外科用メス，小刀 | scalpel | laser scalpel（レーザーメス） |
| 右（左）手用手袋 | right（left）-hand glove | |
| ゴム手袋 | rubber glove | |
| プラスティック手袋 | plastic glove | |
| 鋏 | scissors | straight scissors（直剪刀）/ curved scissors（弯曲鋏） |
| 手洗い室 | scrub room | |
| 無菌手袋 | sterile glove | |
| 無菌ガウン | sterile gown | |
| 無菌マスク | sterile mask | |
| 無菌室 | sterile room | |
| 滅菌装置 | sterilizing equipment | |
| 滅菌室 | sterilizing room | |
| 縫合，縫合糸 | （surgical）suture | absorbable（nonabsorbable）suture（吸収性（非吸収性）縫合糸）/ figure-of-eight suture（8の字縫合）/ continuous suture（連続縫合）/ interrupted suture（断続縫合）/ skin suture（皮膚の縫合）/ purse-string suture（巾着縫合）/ double suture（二重縫合） |
| イメージング装置 | imaging devices | magnetic resonance imaging（MRI）（磁気共鳴イメージング装置） |

医学・医療に関連する基本用語一覧

# chapter 06

▼
▼

# 代表的疾患の「症状・所見・診療」に関する基本用語と表現法

本章では,「代表的な疾患の症状・所見および診療に関連して使われる基本用語」について説明しています.十分に身につけて使いこなせるように努めれば,あらゆる臨床の場において大いなる成果が期待できます.

まず,「人体略図と主な症状」の図に続いて,「代表的疾患の症状・所見・診療の基本用語」にて典型的症状・所見・用語など非常に重要な知識を学んでください.

## Nervous System（神経系）

headache（頭痛）
fainting（失神）
collapse（虚脱）
facial palsy（顔面神経麻痺）
facial spasm（顔面痙攣）
unsteadiness（不安定性）
tremor（振戦）
vision（視力）
smell（嗅覚）
hearing（聴覚）
taste（味覚）

## Cardiovascular System（心血管系）

chest pain（胸痛）
angina pectoris（狭心症）
arrhythmia（不整脈）
palpitation（動悸）
heart failure（心不全）

## Skin（皮膚）

rash（発疹）
lumps, mass（しこり, 腫瘤）
itch（痒み）
bruising（打撲傷）

## Musculoskeletal System（筋骨格系）

weakness（虚弱性）
muscle stiffness（筋硬直）
joint pain・swelling（関節痛・腫れ）
mobility（可動性）

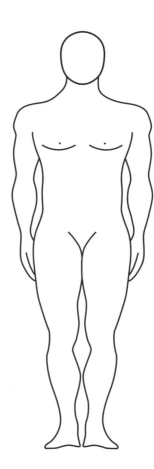

## General（全身状態）

well/unwell（良好・不良）
body weight（体重）
appetite（食欲）
fever（発熱）
sweat（発汗）

## Respiratory System（呼吸器系）

cough（咳）
shortness of breath（息切れ）
hemoptysis（喀血）
dyspnea（呼吸困難）

## Gastrointestinal System（胃腸系）

nausea（悪心）
vomiting（嘔吐）
diarrhea（下痢）
constipation（便秘）
abdominal pain（腹痛）
rectal bleeding（直腸出血）
Change in bowel habit（排便習慣の変化）

## Genitourinary System（尿生殖器系）

dysuria（排尿障害）
hematuria（血尿）
menstrual disorder（月経障害）
sexual function（性機能）

| 日本語 | 英 語 | 用 例 |
|---|---|---|
| **あ** | | |
| アキレス腱 | Achilles tendon | Achilles tendinitis（アキレス腱炎）/ Achilles tendon reflex（アキレス腱反射）/ Achilles tendon rupture（アキレス腱断裂）/ Achilles tendon repair（アキレス腱修復）/ ※ ankle jerk（アキレス腱反射, くるぶし反射） |
| あくび, あくびをする | yawn, yawning | I yawned in the conference.（会議中にあくびをした）/ Yawning is contagious.（あくびは移りやすい）/ give a big yawn（大あくびをする） |
| 悪夢 | nightmare | |
| 足, 脚 | foot, leg | leg（脚）/ toe（足指, つま先）/ finger tip（指先）// artificial foot（義足）/ artificial leg（義脚）/ bowleg（O 脚, がに股）/ athlete's foot（水虫）/ clubfoot（内反足）/ flat foot（扁平足）/ foot and mouth disease（口蹄疫）/ foot bath（足浴）/ foot deformity（足の奇形）/ have a sore foot（足が痛い）/ swollen foot（腫れた足）/ drag one's tired feet（疲れた足を引きずる）/ foot joint（足関節）/ My left leg (or foot) hurts.（左足が痛い）/ My right leg is sore.（右脚が痛い）/ heavy legs（だるい足）/ Both legs feel heavy.（両足がだるく感じる） |
| 味, 味覚 | taste | light taste（薄味）/ bitter taste（苦い味）/ I tasted his soup.（彼のスープの味を見た）/ aftertaste（後味）/ It tasted good.（味がよかった） |
| 足首, 足関節, くるぶし | ankle | My left ankle is still swollen.（右足首がまだ腫れています）/ ankle joint（足関節）/ My right ankle is sore.（右足首が痛い）/ swollen ankle（腫れている足首） |

| 日本語 | 英　語 | 用　例 |
|---|---|---|
| 汗 | sweat, perspiration | I was soaked with sweat.（汗でびっしょりだった）/ He tends to perspire a lot.（彼は汗かきだ）/ He sweats easily.（彼はすぐ汗をかく）/ sweat heavily（大汗をかく）/ night sweat（寝汗）/ cold sweat（冷汗）/ insensible perspiration（不感性発汗） |
| 頭，頭部 | head, caput | cephalic（頭の）/ cephalic delivery（頭位分娩）/ headache（頭痛）/ dull headache（頭重感）/ head trauma (or injury)（頭部外傷）/ fetal head（児頭）/ forehead（額，前額部）/ head circumference（HC）（頭囲）/ head cold（鼻かぜ）/ suffer from severe headaches（ひどい頭痛に悩まされる）/ have a tension headache（緊張性頭痛がある）/ caput femoris（大腿骨頭）/ caput succedaneum（産瘤）// confused, disoriented（頭が混乱した，見当識障害の） |
| 圧痛 | tenderness, pressure pain | tender point（圧痛点）/ rebound tenderness（反跳圧痛）/ tender (or non-tender)（圧痛のある（圧痛のない））/ Is this mass tender?（このこぶは触ると痛いですか） |
| 圧痛のある | tender | tender swelling（圧痛のある腫れ）/ tender nodule（圧痛のある結節）/ tender zone（知覚過敏帯）/ Is this tender?（ここは触ると痛いですか） |
| 圧迫感 | sense (or feeling) of pressure, oppression | substernal oppression（胸骨下圧迫感）/ feeling of deep oppression（ひどく重苦しい感じ） |
| アレルギー | allergy | allergic（アレルギーの）/ allergy testing（アレルギー検査）/ contact allergy（接触アレルギー）/ drug allergy（薬物アレルギー）/ egg allergy（卵アレルギー）/ food allergy（食物アレルギー）/ house dust allergy（室内のほこりアレルギー，ハウスダストアレルギー）/ insect allergy（昆虫アレルギー）/ allergy to drug A（A 薬のアレルギー）/ cow milk allergy（牛乳アレルギー）/ nasal allergy（鼻アレルギー）/ penicillin allergy（ペニシリンアレルギー）/ pollen allergy（花粉アレルギー）/ skin prick test for allergy（アレルギー皮刺試験） |
| | | い |
| 息切れして | short of breath, out of breath, breathless | I was short of breath after exercise.（運動して息切れした）/ I got out of breath from running too fast.（早く駆けすぎて息切れした）/ I felt breathless.（息切れを感じた） |
| 意識 | consciousness | clouding of consciousness, clouded consciousness（意識混濁）/ impaired consciousness, disturbed consciousness, mental clouding（意識障害）/ loss of consciousness, unconsciousness（意識混濁）/ blackout（一時的意識喪失）/ lose consciousness（意識を失う）/ unconscious patient（意識喪失の患者）/ suffer periodic blackouts（周期的に意識喪失する）/ He had occasional blackouts of memory.（彼はときどきど忘れした） |
| 痛い | hurt, sore, tender, painful, achy | ⇔painless（無痛の）// Where does it hurt?（どこが痛いですか）/ Have you any pain here?（ここは痛いですか）/ My head hurts.（頭がいたい）/ This shot won't hurt much.（この注射はあまり痛くないですよ）/ I have a sore throat.（喉が痛い）/ I have sore eyes.（目が痛い）/ aching knees（痛い膝）/ Is this tender ?（（診察で）ここを触ると痛いですか）/ painful hematuria（有痛性血尿）/ Where is the pain?（どこが痛いですか）/ painful menstrual period（有痛性月経） |

06

代表的疾患の「症状・所見・診療」に関する基本用語と表現法

99

| 日本語 | 英 語 | 用 例 |
|---|---|---|
| 痛み，疼痛 | pain, ache | aching pain（うずく痛み）/ chest pain（胸痛）/ abdominal pain（腹痛）/ lower abdominal pain（下腹痛）/ epigastralgia（上腹部痛，心窩部痛）/ flank pain（側腹痛）/ precordial pain（前胸部痛）/ low back pain（腰痛）/ sharp pain（鋭い痛み）/ dull pain（鈍い痛み）/ mild pain（軽い痛み）/ relieve pain（痛みを緩和する）/ burning pain（灼熱痛）/ splitting headache（割れるような頭痛）/ tingling pain, burning pain（ひりひりした痛み）/ continuous（or persistent）pain（持続痛）/ ileocecal pain, ileocecalgia（回盲部痛）/ spontaneous pain（自発痛）/ substernal pain（胸骨下痛）/ hypochondriac pain, hypochondralgia（季肋部痛）/ ease low back pain（腰痛を和らげる）/ I have a toothache.（歯が痛い）/ I have a splitting headache.（割れるように頭が痛い） |
| 胃痛 | stomachache, gastralgia | have a stomachache（胃が痛い）/ suffer from stomachache（胃痛に悩む） |
| 遺尿症 | enuresis | nocturnal enuresis（夜尿症） |
| いびき | snore, snoring, stertor | He has a terrible snore.（彼はひどいいびきをかく）/ stertorous breathing（いびき呼吸）/ stertor（脳卒中患者などの大いびき）/ respiration（いびき） |
| 医務室 | sickbay, dispensary, infirmary | school infirmary（学校保健室） |
| イライラした | edgy about, impatient, irritable, irritated, annoyed | He became irritated.（彼はイライラしてきた）/ His attitude irritates me.（彼の態度は私をいらいらさせる）/ I was annoyed about this situation.（この状況にいらいらした） |
| う | | |
| うずく | ache, tingle, aching, achy, tingling | My tooth aches terribly.（歯がひどく痛む）/ In such situations, my chest aches.（そのような状況では私の胸は痛む）/ aching pain（うずく痛み）/ tingling feeling（うずく感じ）/ My feet tingle.（足がうずきます）/ I tingle all over.（全身がうずきます）/ tingle with excitement（興奮でぞくぞくする） |
| 打ち身，打撲傷，あざ | bruising, bruise | bruise easily（あざがつきやすい）/ bruise on the leg（足の打ち身）/ The car accident bruised my face.（その車の事故で顔にあざがついた） |
| うっ血 | congestion | congestive（うっ血性の）// congestive heart failure（うっ血性心不全）/ pelvic congestion（骨盤内うっ血）/ stuffy nose, nasal congestion（鼻詰まり，鼻閉）/ relieve nasal congestion（鼻詰まりを軽減する）/ nasal decongestant（鼻詰まり薬） |
| 膿，うみ | pus, suppuration, fester | pus（膿）/ suppuration（化膿）/ fester（膿む）// festering wound（膿んでいる傷口）/ The cut in the skin became infected.（皮膚の傷口が膿んだ）/ pus basin（膿盆）/ pus formation（化膿）/ pus-filled blister（膿のつまった水疱）/ form pus（膿む）/ Her wounds are festering.（彼女の傷は膿んでいる） |
| 運動失調 | ataxia | extremity ataxia（四肢運動失調）/ ataxia of the legs（下肢運動失調）/ cerebellar ataxia（小脳性運動失調） |
| 運動障害，ジスキネジー | dyskinesia | biliary dyskinesia（胆道運動異常症） |

| 日本語 | 英語 | 用　例 |
|---|---|---|
| **え** | | |
| 嚥下 | swallow | difficulty in swallowing, dysphagia（嚥下困難，嚥下障害）/ patient with dysphagia（嚥下困難の患者）/ esophageal dysphagia（食道性嚥下困難）/ pain on swallowing, swallowing pain, painful swallowing（嚥下痛）/ relieve the dysphagia（嚥下困難を軽減させる） |
| **お** | | |
| 往診 | house call, house visit, doctor's visit, sick call | visit, make a visit to Dr's. patients（往診する）/ make a house call（or visit）（往診する）// visiting doctor（physician）（往診医師） |
| 黄疸 | jaundice, icterus | kernicterus（核黄疸）// He became jaundiced 2 days ago.（彼は2日前に黄疸になった）/ develop jaundice（黄疸になる）/ jaundiced skin（黄疸にかかった皮膚）/ hemolytic jaundice（溶血性黄疸）/ neonatal jaundice（新生児黄疸）/ jaundiced patient（黄疸患者）/ become jaundiced（黄疸になる） |
| 嘔吐，吐くこと | vomiting, emesis | coffee-ground vomit（コーヒー残渣様吐物）/ hyperemesis（悪阻）/ fecal vomiting（吐糞症 j / vomitus（嘔）吐物）/ hematemesis（吐血） |
| 悪寒，さむけ | chill, shiver | shaking chill（悪寒戦慄）/ get the chills（悪寒・寒気がする）/ I have a chill.（寒気がします）/ feel a chill（寒気がする）/ I've got a slight chill.（少し寒気がする）/ feel chilly（寒気がする）/ The patient's illness began with the abrupt onset of headache followed by 24 hours later by high fever and shaking chills.（患者の病気は，突然頭痛で始まり，24時間後には高熱と悪寒戦慄が起こった） |
| 遅れる | be late, be slow, lag, miss | be late for work（仕事に遅れる）/ be slow in arriving（到着が遅れる）/ miss the bus（バスに乗り遅れる）/ jet lag（時差ぼけ）/ time lag（時間のずれ，遅れ） |
| 怒りっぽい | irritable, short-tempered, quick-tempered | I become irritable when I am hungry.（空腹だと怒りっぽくなります） |
| おしっこ，おしっこをする | pee | have a pee（おしっこをする）/ I want to pee.（おしっこしたい）/ go for a pee（おしっこをしに行く）/ Why do you pee so often? You went to the bathroom to pee just a few minutes ago.（なんでそんなにちょいちょいおしっこに行くの？ほんの数分前にトイレに行ったじゃない） |
| 悪心，吐き気，むかつき | nausea, urge to vomit | nauseate（吐き気を催す）/ nauseating（吐き気を催させるような）/ nausea and vomiting（N&V）（悪心嘔吐）/ nausea and vomiting of pregnancy（つわり）/ feel nauseated by 〜（〜で吐き気を感じる）/ get（or become）nauseated（吐き気が起こる） |
| 落ち着きがない | restless, nervous | calm, composed（落ち着きがある）// restless child（落ち着きのない子）/ The patient became restless in the hospital.（患者は病院で落ち着かなく，そわそわした）/ restless night（眠れない夜）/ restless legs syndrome（下肢不穏症候群） |
| おっぱい | →「乳房」参照 | |
| おなか（お腹） | belly, stomach, tummy | One's stomach feels heavy（or bloated）.（お腹が張る）/ I feel bloated from eating too much at the party.（パーティーで食べ過ぎてお腹が張っています）/ belly fat（お腹の脂肪）/ lose one's belly fat（お腹の脂肪を落とす）/ I got fat around my belly.（お腹に脂肪がついた）/ tummy（お腹，ぽんぽん）/ My tummy hurts.（お腹が痛いよ）/ tummy button（幼児語，おへそ，ぽんぽん） |

代表的疾患の「症状・所見・診療」に関する基本用語と表現法

| 日本語 | 英 語 | 用 例 |
|---|---|---|
| おなら，放屁 | gas, breaking wind, fart, flatus | pass(or break) gas(おならをする) / I fart often.(よくおならが出ます) / make a poopee(おならをする(幼児語)) / flatus(腸内ガス) |
| おむつ | diaper | diaper rash(おむつかぶれ) / put a diaper on a baby(おむつをする) / change the baby's diaper(おむつを取り替える) / disposable diaper(使い捨てのおむつ) / paper diaper(紙おむつ) |
| 重い | heavy, serious | heavy burden(重い負担) / feel heavy (or depressed)(気分が重い) / feel heavy in the head(頭が重い) / serious disease(重い病気) / seriously ill(重い病気の) |
| か ||||

| 日本語 | 英 語 | 用 例 |
|---|---|---|
| 開口障害 | trismus, lockjaw | hysterical trismus(ヒステリー性開口障害) |
| 外来 | outpatient clinic, outpatient department(OPD) | outpatient(外来患者)⇔inpatient(入院患者) // ambulatory patient(外来患者，通院患者) / ambulatory care service(外来診療サービス) / outpatient clinic, ambulatory clinic(外来診療所) / outpatient record(外来患者の記録) / inpatient record(入院患者の記録) // ambulatory(歩行の，外来の) |
| 顔，顔面 | face | facial(顔の) // facial expression(顔の表情) / facial neuralgia(顔面神経痛) / facial palsy, facial paralysis(顔面神経麻痺) // ※ palsy(麻痺を引き起こす疾患) / paralysis(完全な麻痺) / paresis(不全麻痺，一部または軽度の麻痺) // left facial palsy(左顔面麻痺) / unilateral facial palsy(片側顔面麻痺) / complexion(顔貌，顔色) // fresh complexion(若々しい顔色) / healthy complexion(健康そうな顔色) / pale complexion(青ざめた顔色) / grimace(しかめ顔) / wrinkled face(しわ顔) / profile(横顔) / look healthy, have a good complexion(顔色がよい) / look pale(顔色がよくない) |
| 過活動膀胱 | overactive bladder | |
| 喀出する(痰，血を) | cough up phlegm, expectorate | expectorate(唾を吐く) / expectorated sputum(喀痰) / expectorant(去痰薬) / coughed-up sputum(喀出された痰) |
| 過食，食べ過ぎ | overeating, bulimia, binge eating | Try to avoid overeating.(食べ過ぎないようにしなさい) / bulimic(過食症の，過食症患者) // suffer from bulimia(過食症に苦しむ) / binge eating(ドカ食い) |
| かすれた声，しゃがれ声 | husky voice, huskiness | |
| 風邪 | cold, common cold | catch(or get) a cold(風邪を引く) / have a cold(風邪を引いている) / I'm sick with a cold.(風邪を引いています) / head cold, nose cold, sniffles(鼻かぜ) / I have a head cold.(鼻かぜを引いています) / I have the sniffles.(軽い鼻かぜを引いています) |
| 肩 | shoulder | stiff shoulder, shoulder stiffness(肩こり) / get stiff shoulders(肩がこる) / My shoulders are stiff.(肩がこっています) / I have(or got) stiff shoulders.(肩がこっています) // hurt one's shoulder(s)(肩を痛める) / I hurt my right shoulder during the exercise.(練習中に右肩を痛めた) |
| 喀血 | spitting blood, hemoptysis | spit blood, cough up blood(喀血する) |
| 過敏な | irritable, too sensitive, hypersensitive | irritable bladder(過敏膀胱) / irritable colon(過敏性結腸) / irritable bowel syndrome(過敏性大腸症候群) / Don't be too sensitive.(あまり神経質にならないように) / hypersensitive skin(過敏な皮膚) |

| 日本語 | 英語 | 用例 |
|---|---|---|
| 下腹部 | lower abdomen | ※ upper abdomen（上腹部）// right（left）lower abdominal pain（右（左）下腹部痛） |
| かぶれる | get a rash, develop a rash | develop diaper rash（おむつかぶれを起こす）/ skin rash（皮膚かぶれ）/ I've got a skin rash from the bandage.（絆創膏でかぶれた） |
| かゆみ，そう痒 | itch, itching, pruritus | itchy（かゆい）/ pruritic（そう痒の，そう痒性の）// itching of eyes（目のかゆみ）/ itching of the nipple（乳首のかゆみ）/ feel itchy（かゆく感じる）/ itchy sensation（かゆみ感）/ itchy skin（かゆい皮膚）/ My back itches.（背中がかゆい）/ scratch one's itchy back（かゆい背中をかく）/ My right leg is itchy.（右足がかゆい）/ anal pruritus（肛門そう痒）/ pruritic lesion（そう痒性病巣） |
| カルテ | (medical) chart, medical record, clinical record | clinical record（外来カルテ）/ electronic health（or medical）record（電子カルテ） |
| 過労 | overwork | feel overworked（過労を感じる）/ death from overwork, overwork death（過労死）/ die from overwork（過労で死亡する） |
| 癌 | cancer, carcinoma | cancer detection（癌検出）/ cancer detection rate（癌検出率）/ cancer diagnosis（癌診断）/ cancer screening（癌検診）/ advanced cancer（進行癌）/ breast cancer（乳癌）/ cancer chemotherapy（癌化学療法）/ cervical cancer（子宮頚癌）/ gallbladder cancer（胆のう癌）/ stomach cancer, gastric carcinoma（胃癌）/ invasive cancer（浸潤癌）/ liver cancer, hepatic carcinoma（肝癌）/ lung cancer, pulmonary carcinoma（肺癌）/ cancer family（癌家系）/ cancerophobia（癌恐怖症）/ I have stomach cancer.（私は胃癌にかかっています） |
| 肝炎 | hepatitis | acute（chronic）hepatitis（急性（慢性）肝炎）/ hepatitis B（B型肝炎）/ viral hepatitis（ウイルス性肝炎）/ fulminant hepatitis（劇症肝炎）→「肝臓」の項も参照 |
| 感覚 | sensation, sense, feeling | sensory（感覚の）/ sensation（感覚）/ pressure sensation（圧覚）/ visceral sensation（内臓感覚）/ paresthesia, unusual sensation, dysesthesia（異常感覚）/ feel numb（感覚がない）/ numb toe（finger）（しびれた足の指（手の指））/ insensible to pain（痛みに無感覚の）/ analgesia（無感覚）/ analgesic（鎮痛剤，鎮痛の）/ analgesic agent（鎮痛剤）/ sensory disturbance（感覚障害）/ sensory organ（感覚器）/ sensory nerve（感覚神経） |
| 眼球突出 | bulging eyes, exophthalmos | |
| 間欠性の，断続性の | intermittent | intermittent albuminuria（間欠性蛋白尿）/ intermittent fever（間欠熱）/ intermittent cramp（間欠痙攣）/ intermittent claudication（間欠性跛行）/ intermittent pain（間欠痛）/ intermittent pulse（間欠脈） |
| 眼瞼，まぶた | eyelid, palpebra | palpebral（眼瞼の）// upper（lower）eyelid（上（下）まぶた）/ blepharoptosis（眼瞼下垂症）/ eyelid tic（眼瞼チック）/ eyelid twitching, blepharospasm（眼瞼痙攣，まぶたがぴくぴく動くこと）/ ptosis of eyelids（眼瞼下垂）/ palpebral edema（眼瞼浮腫）/ palpebral conjunctiva（眼瞼結膜） |
| 眼振 | nystagmus | nystagmus test（眼振試験） |
| 眼精疲労 | eyestrain, asthenopia, eye fatigue | asthenopic（眼精疲労の）// nervous asthenopia（神経性眼精疲労）/ I've got eyestrain.（眼精疲労になった）/ This work causes terrible eyestrain.（この仕事はひどい眼精疲労を引き起こす） |

**06**

代表的疾患の「症状・所見・診療」に関する基本用語と表現法

| 日本語 | 英 語 | 用 例 |
|---|---|---|
| 関節 | joint, articulation | wrist joint, articulations of hand, hand joint(手の関節) / joint pain, arthralgia(関節痛) / arthritis(関節炎) / rheumatoid arthritis(関節リウマチ) / gonococcal arthritis(淋菌性関節炎) / gouty arthritis(痛風関節炎) |
| 感染，伝染 | infection, contagion | infect(感染させる) / infectious(感染性の) / infectious disease(感染症) // get infected(感染する) / get reinfected(再感染する) / upper respiratory infection(上気道感染) / urinary tract infection(尿路感染) / viral infection(ウイルス感染) / wound infection(創傷感染) / contagion(接触感染，伝染) |
| 乾癬 | psoriasis | palmer psoriasis(手掌型乾癬) |
| 肝臓 | liver | →「肝炎」の項目も参照 // hepatic(肝臓の) // liver enlargement, hepatomegaly(肝臓腫大) / fatty liver(脂肪肝) / liver cancer, hepatic carcinoma, hepatoma(肝臓癌) / liver disease(肝臓病) / liver failure, hepatic failure(肝不全) |
| 漢方 | (Chinese) herbal medicine, traditional herbal medicine | herb doctor(漢方医) / herbal medicine, herbal remedy(漢方薬) / herbal supplement(ハーブサプリメント) / herbal bath(薬草湯) |
| 顔面，顔面の | face, facial | facial cosmetics(顔化粧品) / facial palsy, facial paralysis(顔面麻痺で palsy は paralysis より軽度の不全麻痺) / pallor of the face(顔面蒼白) / facial tic(顔面痙攣，チック) / facial nerve(顔面神経) / facial neuralgia(顔面神経痛) |
| **き** | | |
| 記憶 | memory | He has a good memory.(彼は記憶力がいい) / amnesia(記憶喪失症) / Try to memorize these important medical terms.(これら重要な医学用語は覚えるようにしなさい) / I still remember that.(それはまだ覚えています) / memory disorder(or disturbance)，dysmnesia(記憶障害) |
| 気が重い | be(or feel) depressed, feel heavy | I am feeling depressed.(私は気が重いです) / depressed patient(うつの患者) |
| 気管支炎 | bronchitis | acute bronchitis(急性気管支炎) / allergic bronchitis(アレルギー性気管支炎) |
| 起坐呼吸，坐位呼吸 | orthopnea | orthopnea(or orthopneic) position(起坐呼吸姿勢) |
| 逆流 | regurgitation, reflux, backflow | regurgitate(逆流する) / regurgitation of food(食物の逆流，吐き戻し) / regurgitation of acid from the stomach(胃からの酸逆流) / aortic regurgitation(大動脈弁逆流) / mitral regurgitation(僧帽弁逆流) / valve (or valvular) regurgitation(弁逆流) / gastric acid regurgitation(胃酸逆流) / gastroesophageal regurgitation disease(GERD)(胃食道逆流症) / gastroesophageal reflux(胃食道逆流) / regurgitation of milk(溢乳) |
| 救急，緊急 | emergency, first aid | emergency department(救急部) / emergency hospital(救急病院) / emergency meeting(緊急会議) / emergency patient(急患，救急患者) / first aid(応急手当) / emergency measures, first-aid treatment(緊急処置，応急処置) / emergency first-aid manual(応急手当マニュアル) / first-aid kit(救急キット，救急箱) / emergency exit(or door)(非常口) / emergency light(非常灯) / emergency room(救急救命室) |
| 狂犬病 | rabies, hydrophobia | hydrophobia(狂犬病，恐水病) / rabies virus(狂犬病ウイルス) / rabies vaccine(狂犬病ワクチン) |

| 日本語 | 英語 | 用 例 |
|---|---|---|
| 狭心症 | angina pectoris | anginal（狭心症の）// angina pectoris patient（狭心症患者）/ I had an angina attack.（狭心症の発作が起きました）/ effort angina pectoris（労作性狭心症）/ stable (unstable) angina pectoris（安定（不安定）狭心症）/ anginal pain（狭心痛）/ anginal attack（狭心症発作）/ nocturnal angina（夜間狭心症）/ anginal symptom（狭心症症状） |
| 協調性 | cooperativity, cooperativeness | uncooperative（協調性のない）/ cooperative（協調性のある）/ He is cooperative.（彼は協調性がある）/ cooperation（協調） |
| 虚脱 | collapse | collapse（卒倒する，潰れる）// collapse into tears（泣き崩れる）/ collapse from exhaustion (malnutrition)（疲労（栄養失調）で倒れる）/ circulatory collapse（循環虚脱）/ cardiovascular collapse（心血管虚脱）/ heat collapse（熱虚脱）/ lung (or pulmonary) collapse（肺虚脱） |
| 筋萎縮 | muscular atrophy, amyotrophy | ischemic muscular atrophy（乏血性筋萎縮）/ diabetic amyotrophy（糖尿病性筋萎縮症） |
| 緊急 | emergency | →「救急」の項目を参照 |
| 近視 | near-sightedness, myopia | become (or get) near-sighted（近視になる）/ myopic (or near-sighted) patient（近視の患者）/ myopia correction（近視矯正） |
| 筋ジストロフィー | muscular dystrophy | |
| 筋腫，子宮筋腫 | fibroid, myoma | uterine fibroid, uterine myoma, myoma uteri（子宮筋腫）/ total abdominal hysterectomy for myoma（筋腫の腹式子宮全摘出術） |
| 緊張した | tense, nervous, uptight, strained | tense atmosphere (or meeting)（緊迫した雰囲気（会議））/ He was nervous at that time.（彼はそのとき緊張していた）/ She was uptight about the coming test results.（彼女は来るべき検査結果に緊張していた）/ There was a strained silece in the exmination room.（診察室には緊張した沈黙があった） |
| 筋肉痛 | muscular pain, muscle pain, muscle soreness, myalgia | |
| 空腹感 | hunger, feeling of hunger, hunger sensation | |
| く | | |
| くしゃみ（をする） | sneeze | I am going to sneeze now.（今くしゃみが出そうだ）/ I can't stop sneezing.（くしゃみが止まらない）/ cause sneezing（くしゃみを引き起こす） |
| くすぐる，むずむずする | tickle | My throat tickles.（喉がくすぐったい，むずむずする）/ My back tickles.（背中がむずむずする）/ I have an irritating tickle in my throat.（喉がくすぐったくむずむずする） |

| 日本語 | 英語 | 用例 |
|---|---|---|
| 薬 | drug, medicine, agent | drug allergy（薬物アレルギー）/ drug abuse（薬物乱用）/ drug eruption（薬疹）/ crude drug（生薬）/ addictive drug（耽溺薬）/ analgesic drug, painkiller（鎮痛薬）/ prescription（or prescribed）drug（処方薬）/ recreational drug, street drug（娯楽薬）/ household medicine（家庭常備薬）/ prescribed medicine（処方された薬）/ anti-itch medicine（かゆみ止め）/ cold medicine（or remedy）（風邪薬）/ alkylating agent（アルキル化薬）/ antiseptic agent（防腐薬，消毒薬）/ antineoplastic agent（抗悪性腫瘍薬）/ antituberculous agent（抗結核薬）/ tonic medicine（強壮剤）→「治療薬」も参照 |
| 唇 | lip, labium（pl. labia） | upper（lower）lip（上（下）唇）/ cleft lip（みつくち，口唇裂）/ harelip（兎唇，口唇裂，みつくち）/ bite one's lower lip（下唇をかむ） |
| 首，首にする | neck | fire（首にする）/ He was fired from his job.（職を首にされた）/ lump（or mass）in the neck（首のしこり）/ stiff neck, nuchal rigidity（項部強直）/ webbed neck（翼状頚） |
| くらくらする | feel dizzy, giddy, light-headed | dizziness（くらくらすること）// I felt dizzy（or giddy, llight-headed）at that time.（そのとき目まいを感じた） |
| け | | |
| 痙攣，ひきつり | twitch, tic, convulsion, spasm, seizure | twitch（皮膚，筋肉がひきつる）// Her face twitched with pain.（痛みで顔がひきつった）/ He has a tic.（彼には顔面痙攣がある）/ eyelid tic（まぶたの痙攣）/ facial tic（顔面のチック，痙攣）/ nervous tic（神経性の顔面痙攣）/ convulsive seizure（痙攣発作）/ generalized seizure（全身痙攣）/ neonatal convulsion（新生児痙攣）/ febrile convulsion（熱性痙攣）/ muscle spasm（筋痙攣） |
| 下血，メレナ，血便 | bloody stool, melena | neonatal melena（新生児メレナ）/ tarry melena（タール様の血便）/ I had blood in the stool.（血便が出た）/ passage of bloody stool（血便の排出） |
| 血圧 | blood pressure （BP） | high blood pressure, hypertension（高血圧）/ low blood pressure, hypotension（低血圧）/ renal hypertension（腎性高血圧）/ essential hypertension（本態性高血圧）/ sphygmomanometer, blood pressure manometer（血圧計）/ maximal（or systolic）blood pressure（最高（収縮期）血圧）/ minimal（or diastolic）blood pressure（最低（拡張期）血圧）// measue（or take）one's blood pressure（血圧を測る）/ have（or get）one's blood pressure measured（or checked）（血圧を測ってもらう）/ reduce（or raise）one's blood pressure（血圧を下げる（or 上げる））/ bood pressure measurement, sphygmomanometry（血圧測定） |

| 日本語 | 英 語 | 用 例 |
|---|---|---|
| 血液 | blood | ABO blood type(group)(ABO 血液型) / patient with blood type A(血液型 A の患者) / blood donor with a compatible blood type(血液型が適合している献血者) / arterial blood(動脈血) / venous blood(静脈血) / cord blood(臍帯血) / occult blood(潜血) / whole blood(全血) / blood gas analysis(血液ガス分析) / fresh blood(鮮血) / blood bank(血液銀行) / banked blood(保存血) / blood clot(凝塊塊) / ABO blood type incompatibility(ABO 血液型不適合) / Rh incompatibility(Rh 不適合) / Rh-incompatible pregnancy(Rh 不適合妊娠) / blood type incompatible pregnancy(血液型不適合妊娠) / blood sample(血液サンプル) / bloody show(産徴，おしるし) / blood smear(血液塗抹標本，血液スミア) / bloody sputum(血痰) / bloody stool(血便) / blood sugar(血糖) / blood sugar level(血糖値) / fasting blood sugar(FBS)(空腹時血糖) / blood test(血液検査) / occult blood test(潜血検査) / red (or white) blood cell (RBC, WBC)(赤(白)血球) / blood count(血算) / red blood cell count (赤血球数) / blood brain barrier(血液脳関門) / blood-borne(血液由来の，血液によって運ばれる) / blood-borne viral infection(血液由来のウイルス感染) / blood disease(血液病) / blood clotting (or coagulation) (血液凝固) / blood donation(献血) / blood donor(供血者) |
| 月経 | (menstrual) period, menses, menstruation | menstrual(月経の) // menstrual cycle(月経周期) / dysmenorrhea (月経困難症) / amenorrhea(無月経) / anovulatory (or anovular) menstruation(無排卵性月経) / painful menstrual period, menstrual pain, menstrual cramps, menstrual colic(月経痛) / premenstrual tension(月経前緊張) / premenstrual tension syndrome(月経前緊張症候群) / premenstrual edema(月経前浮腫) last menstrual period(LMP)(最終月経) / menstrual history(月経歴) / menstrual irregularity(月経不順) |
| 血痰 | bloody sputum, blood-stained sputum | |
| 血尿 | hematuria, bloody urine | gross (or macroscopic) hematuria(肉眼的血尿) / occult hematuria (潜血尿) / micro-scopic hematuria(顕微鏡的血尿) / asymptomatic hematuria(無症候性血尿) / initial hematuria(排尿初期血尿) / terminal hematuria(排尿終末時血尿) / painful(painless) hematuria(有痛性(無痛性)血尿) |
| げっぷ | belching(of gas), eruc-tation | postprandial belching(食後のげっぷ) / I belched after drinking too much.(たくさん飲んでげっぷが出た) |
| 結膜 | conjunctiva | palpebral conjunctiva(眼瞼結膜) / subconjunctival bleeding (or hemorrhage(結膜下出血) / conjunctival hyperemia(結膜充血) / conjunctivitis(結膜炎) / allergic conjunctivitis(アレルギー性結膜炎) / bacterial conjunctivitis(細菌性結膜炎) |
| 下痢 | diarrhea | diarrheal(下痢の) / diarrheal stool(下痢便) / allergic diarrhea(アレルギー性下痢) / fatty diarrhea(脂肪性下痢) / mucous diarrhea(粘液性下痢) |
| 腱 | tendon | Achilles tendon reflex(or rupture)(アキレス腱反射(断裂)) / patellar tendon reflex(膝蓋腱反射) / deep tendon reflex(深部腱反射) / tendonitis, tendinitis(腱炎) |
| 幻覚 | hallucination | hallucinogen, hallucinogenic drug(幻覚薬) // auditory hallucination(幻聴) / olfactory hallucination(幻臭) / tactile hallucination(幻触) |

| 日本語 | 英語 | 用 例 |
|--------|------|-------|
| 献血 | blood donation | ⇔blood recipient（受血者）// donate blood, make a blood donation（献血する）// get HIV from donated blood（献血から HIV に感染する）/ blood donor（献血者）/ universal blood donor（万能供血者）/ blood donation vehicle（献血車） |
| 健康 | health | healthy（健康な）/ health food（健康食）/ health consultation, health counseling（健康相談）/ health counselor（健康相談員）/ health care（ヘルスケア）/ health advice（健康アドバイス）/ health information（健康情報）/ health certificate（健康証明書，健康診断書）/ healthy（or unhealthy）granulation tissue（健常（病的）肉芽組織）/ healthy diet（健康によい食事） |
| 健康診断，健診 | medical checkup, health checkup, medical health examination | have a health checkup（健診を受ける） |
| 健康保険 | health insurance | health insurance card（or certificate）（健康保険証）/ healh insurance system（or plan）（健康保険制度）/ universal national health insurance（全国民健康保険） |
| 言語障害 | language（or speech）disorder, dysphasia | |
| 倦怠 | malaise, fatigue | general（or generalized）malaise（全身倦怠感）/ feeling of malaise（or fatigue）（倦怠感）/ mental malaise（精神的倦怠）/ fatigue accumulation（疲労の蓄積） |
| 検定 | test, certification, assay | statistical test（統計的検定）/ certification examination（検定試験）/ licensing examination（検定試験）/ licensing fee（検定料）/ certification committee（検定委員会）/ certification document（証明書類）/ certification criteria（検定基準，認証基準）/ recertification（資格更新，免許更新）/ admission certification（入院許可） |
| 検尿 | urine test, urinalysis | have one's urine examined（or checked）（検尿をしてもらう）/ dip stick testing of urine（ディップスティック試験法による尿検査） |
| こ | | |
| 口渇 | thirst, dry mouth | I feel（or am）very thirsty.（とてものどが渇いている） |
| 口臭 | bad breath, halitosis | |
| 甲状腺腫 | goiter, struma | endemic goiter（地方病性甲状腺腫）/ exophthalmic goiter（眼球突出性甲状腺腫）/ Hashimoto struma（橋本甲状腺腫） |
| 行動異常 | behavior disorder, behavioral abnormality | |
| 更年期 | change of life, climacterium | climacteric（更年期の）/ climacteric disorder（or disturbance）（更年期障害）/ climacteric syndrome（更年期症候群）/ climacteric symptom（更年期症状） |
| 項部硬直 | nuchal rigidity | nape, nucha（うなじ，首筋）// nuchal（うなじの，項部の）// nuchal region（項部） |

| 日本語 | 英 語 | 用 例 |
|---|---|---|
| 肛門 | anus | anal（肛門の）// anal itching（肛門のかゆみ）/ anal fissure（裂肛，肛門裂傷） |
| 股関節 | hip joint, hip | pain in the hip joint（股関節の痛み）/ hip fracture（股関節骨折） |
| 腰，腰部 | hip, lumbus, waist | lumbar（腰の）// lumbar hernia（腰ヘルニア）/ lumbar puncture（腰椎穿刺）/ lumbar puncture needle（腰椎穿刺針）/ lumbosacral joint（腰仙骨関節）/ low back pain, lumbago（腰痛）/ lumbar spine (or vertebra)（腰椎）/ spinal (or lumbar) anesthesia（腰椎麻酔，腰麻）/ lumbar spinal cord（腰髄）/ hip width（腰幅）/ measure 〜 cm around the waist（ウエストは〜cm） |
| 鼓腸 | meteorism, flatulence | |
| こぶ | bump, lump, node | feel a small, painless lump in the right breast（右乳房に小さな，痛くないしこりをふれる）/ get a bump on the head（頭にこぶができた）→「しこり」も参照 |
| こむらがえり | leg cramp, cramp in the calf, cramp in the leg | |
| 混乱した，錯乱した | confused | become confused（混乱する）/ He was found to be slightly confused and slow to respond.（すこし混乱しており，反応が鈍かった）/ The patient was confused about what he should do.（患者はどうしたらよいか混乱していた） |
| さ | | |
| 催眠 | hypnosis | hypnotic（催眠の，催眠薬）/ hypnotic drug addict（催眠薬中毒者）/ self-hypnosis（自己催眠）/ highway hypnosis（高速道路催眠）/ hypnotherapy（催眠療法） |
| さむけ（寒気） | →「おかん（悪寒）」参照 | |
| 残便感 | sense (or feeling) of incomplete (stool) evacuation | feel (or have) a sense of incomplete evacuation（残便感を覚える） |
| し | | |
| 色覚 | color (vision, perception, sense) | normal color vision（正常色覚）/ abnormal color vision（色覚異常）/ This makes your vision blurry.（これがあなたの視力をぼやけさせる）/ naked vision（裸眼視力）/ daylight vision（昼間視力） |
| 色素沈着 | pigmentation | abnormal pigmentation（異常色素沈着）/ hyperpigmentation（過剰色素沈着） |
| 子宮 | uterus, womb | uterine（子宮の）// uterine cancer（子宮癌）/ cervical cancer（子宮頚癌）/ cancer of the uterine body, uterine body cancer（子宮体癌）/ endometrial cancer（子宮内膜癌）/ endometriosis（子宮内膜症）/ myomatous uterus（筋腫様子宮） |
| しこり，こぶ | lump, mass | lump in one's right breast（右乳房のしこり）/ cancer-like mass（癌のようなしこり）→「こぶ」も参照 |
| 死産 | stillbirth | stillborn（死産の），be born dead（死産する）/ stillborn infant（死産児）/ His baby was born dead.（彼の赤ちゃんは死産だった） |

| 日本語 | 英　語 | 用　例 |
|---|---|---|
| 思春期 | puberty | prepuberty（思春前期）/ precocious（or early）puberty（早発思春期）/ delayed puberty（遅発思春期） |
| しっかりした | steady, unsteady | steady gait（しっかりとした足取り）/ unsteady gait（不安定歩行） |
| 失禁（大小便の） | incontinence | incontinent（失禁の）// urinary incontinence（尿失禁）/ fecal（or stool）incontinence（大便失禁）/ stress incontinence（腹圧性尿失禁，ストレス尿失禁）/ incontinent patient（失禁患者）/ become incontinent（失禁状態になる） |
| 失神，卒倒 | fainting, syncope | faint（失神する）/ I feel like fainting.（失神しそうだ）/ syncope patient（失神患者）/ heat syncope（熱失神）/ hysterical syncope（ヒステリー性失神） |
| 湿疹 | eczema | infantile eczema（乳児湿疹）/ hand eczema（手湿疹）/ atopic eczema（アトピー性湿疹） |
| 紫斑（病） | purpura | allergic purpura（アレルギー性紫斑病） |
| しびれ | numbness, feeling of numbness | numb（しびれた）/ His fingers were numb with cold.（寒さで手がしびれていた）/ numb sensation（麻痺感）/ numb toe（寒さでかじかんだ足指） |
| しぶり腹，テネスムス | tenesmus | urinary tenesmus（尿しぶり）/ vesical tenesmus（膀胱しぶり） |
| 自閉症 | autism | infantile autism（幼児自閉症）/ childhood autism（小児期自閉症） |
| 脂肪 | fat | fatten（肥らせる）// fatty, adipose（脂肪の）// fat metabolism（脂肪代謝）/ neutral fat（中性脂肪）/ saturated（unsaturated）fatty acid（飽和（不飽和）脂肪酸）/ fat staining（脂肪染色）/ fatty stool（脂肪便）/ subcutaneous fat（皮下脂肪）/ subcutaneous fatty（or adipose）tissue（皮下脂肪組織）/ vegitable fat（植物性脂肪）/ adipose（or fatty）de-generation（脂肪変性）/ fat woman（太った女性）/ get fat（肥る）/ This food is fattening.（この食べ物は肥るよ）/ non-fattening food（肥らない食べ物）/ This is how to lose stubborn belly fat.（これが頑固なお腹の脂肪をとる方法だよ） |
| 嗜眠，無気力 | drowsiness, sleepiness, lethargy, somnolence | daytime drowsiness（日中の眠気）/ mental lethargy（精神的無気力）/ postprandial somnolence（食後の眠気） |
| 視野欠損 | visual field defect | |
| しゃっくり | hiccup | have（or get）the hiccups（しゃっくりが出る）/ He got hiccups just then.（ちょうどそのときしゃっくりが出た） |
| 臭覚 | olfaction, olfactory sense, sense of smell | olfactory nerve（臭神経） |
| 習慣 | habit | habitual（習慣性の）// bowel habit（排便の習慣）/ dietary habit, food habit（食習慣）/ bad habits for one's back（背中に悪い習慣）/ habitual abortion（習慣性流産）/ habitual constipation（常習便秘）/ habitual criminal（常習犯）/ habitual luxation（or dislocation）（習慣性脱臼）/ habit-forming drug（習慣性薬物）/ habitual latecomer（遅刻常習犯）/ habitual smoker（常習的喫煙者） |
| 充血 | hyperemia | conjunctival hyperemia（結膜充血）/ collateral hyperemia（側副循環性充血）/ hyperemic conjunctiva（充血結膜） |

| 日本語 | 英 語 | 用 例 |
|---|---|---|
| 集中 | concentration | concentrate（集中させる）/ We must concentrate our energies on this issue.（この件に全力を注がなければならない）/ concentration power（集中力）/ poor concentration（集中力不足）/ loss of concentration（集中力欠乏） |
| 受診する | see a doctor, have（or go for）a check-up（or medical examination） | hospital（office）visit（受診） |
| 出血 | bleeding, hemorrhage | hemorrhagic（出血性の）/ bleeding tendency, hemorrhagic diathesis（出血傾向）/ climacteric bleeding（更年期出血）/ hemorrhagic disease（出血性疾患）/ external（internal）bleeding（外（内）出血）/ cerebral hemorrhage, brain hemorrhage（脳出血）/ intracranial bleeding（頭蓋内出血）/ occult bleeding（潜在出血）/ subarachnoid bleeding（or hemorrhage）（くも膜下出血）/ hemorrhagic shock（出血性ショック）/ nose bleeding, epistaxis（鼻出血）/ postoperative bleeding（術後出血）/ intraabdominal bleeding, hemoperitoneum（腹腔内出血）/ massive hemorrhage（大出血） |
| 出産 | →「分娩」参照 | |
| 腫瘤 | lump, tumor, mass | lump on the forehead（額のこぶ）/ lump in her right breast（彼女の右乳房のしこり）/ tumor（腫れもの，腫瘍）/ tumor marker（腫瘍マーカー）/ benign（malignant）tumor（良性（悪性）腫瘍）/ nodular mass（結節性のしこり）/ hard mass（硬いしこり） |
| 障害 | disorder, disturbance | adjustment disorder（適応障害）/ alcohol use disorder（飲酒障害）/ anxiety disorder（不安障害）/ attention deficit hyperactivity disorder（ADHD）（注意欠陥多動症）/ chromosomal disorder（染色体障害）/ clotting disorder（凝固障害）/ emotional disorder（or disturbance）（情緒障害）/ functional disorder（機能障害）/ hemostatic disorder（止血障害）/ hereditary disorder（遺伝病）/ mental disorder（精神障害）/ metabolic disorder（代謝障害）/ menstrual disorder（月経障害）/ nutritional disorder（栄養障害）/ psychiatric disorder（精神障害）/ sleep disorder（睡眠障害）/ posttraumatic stress disorder（PTSD）（心的外傷後ストレス障害）/ urination disorder（排尿障害）/ auditory disorder（聴力障害） |
| 消化不良 | indigestion, dyspepsia | He is suffering from chronic indigestion.（慢性消化不良で悩まされている）/ acid dyspepsia（多酸性消化不良）/ gastric dyspepsia（胃性消化不良）/ intestinal dyspepsia（腸性消化不良） |
| 症状 | symptom | symptomatic（症候性の）/ asymptomatic（無症候性の）/ symptomless（無症状の）/ classical symptom（古典的症状）/ subjective（objective）symptom（自覚（他覚）症状）/ have a symptom（症状がある）/ have no symptoms（症状がない）/ symptomatic therapy（or treatment）（対症療法）/ patient with no symptoms（症状のない患者）/ remission of diabetic symptoms（糖尿病症状の寛解） |
| 情緒 | emotion | emotional（affective）（情緒の）/ emotional disorder（disturbance）（情緒障害） |
| 小児期，幼児期 | childhood | childhood friend（幼なじみ）/ childhood experience（幼児体験）/ usual childhood disease（一般小児病）/ childhood cancer（小児癌）/ childhood asthma（小児喘息） |
| 上腹部痛 | upper abdominal pain | right（left）abdominal pain（右（左）上腹部痛） |

代表的疾患の「症状・所見・診療」に関する基本用語と表現法

| 日本語 | 英語 | 用例 |
|---|---|---|
| 証明書 | certificate | identification card（ID card）（身分証明書）// birth（death, marriage）certificate（出生（死亡，結婚）証明書）/ health certificate（健康証明書）/ certificate of student status, student ID card, school certificate（在学証明書）/ certificate of residence（居住証明書）/ medical certficate（診断書）/ vaccination certificate（ワクチン接種証明書） |
| 食物 | food | digestion of food（食物の消化）/ emergency food（非常食）/ baby food（ベビーフード）/ food and beverage（食べ物と飲み物）/ infant food（乳児食）/ weaning food（離乳食）/ hospital food（病院食）/ health food（健康食品）/ instant food（インスタント食品）/ healthy diet, health food diet（健康食）/ starchy food（デンプン質食品）/ food poisoning（食中毒）/ fatty food（脂っこい食物）/ fattening food（肥る食べ物）/ food additive（食品添加物）/ Food and Drug Administration（FDA）（（米国）食品医薬品局））/ food asthma（食事性喘息）/ food habit（食習慣）/ food hygiene（食品衛生）/ food hygiene law（食品衛生法）/ canned food（缶詰食品）/ frozen food（冷凍食品）/ This food digests well.（この食べ物は消化がよい）/ dried food（乾燥食品）/ food intake（食物摂取） |
| 食欲 | appetite | 亢進した食欲（increased appetite）/ diminished appetite（食欲減退）/ loss of appetite（食欲不振） |
| 処方，処方箋 | prescription | prescribe（処方する）/ take medication as prescribed（処方された薬を服用する）/ prescribed drug（or medicine）（処方薬）/ in-house prescription（院内処方）/ narcotic prescription（麻薬処方箋） |
| 徐脈 | bradycardia | fetal bradycardia（胎児徐脈）/ vagal bradycardia（迷走神経性徐脈）/ sinus bradycardia（洞性徐脈） |
| 尻 | hip, buttocks, butt | kick his butt（彼のお尻を蹴る）/ buttocks（お尻，臀部） |
| 視力 | vision, eyesight | blurred vision（かすみ目）/ abnormal vision（異常視力）/ visual disturbance（視力障害）/ double vision（複視）/ daylight vision（昼間視力）/ night vision（夜間視力）/ eyesight check（or test）, vision test（視力検査）/ low vision（視力低下）/ stereoscopic vision（立体視）/ corrected eyesight（矯正視力）/ good（poor）eyesight（良好な（悪い）視力）/ falling eyesight（衰えてきた視力）/ uncorrected eyesight（非矯正視力） |
| 心窩部 | epigastrium, epigastric region | epigastric discomfort（心窩部不快感） |
| 心悸亢進，動悸 | palpitation | caldiac palpitation（心悸亢進）/ Then, my palpitations gradually subsided.（次いで，胸の動機が次第に静まっていった） |
| 人工妊娠中絶 | abortion, artificial termination of pregnancy, cervical dilatation and uterine curettage（D & C） | |

| 日本語 | 英語 | 用 例 |
|---|---|---|
| 診察 | physical examination, check-up | examination room（診察室）/ physical examination（or check-up）（身体検査，診察）/ consultation（立会い診察）/ see（or consult）a doctor（医者に見てもらう）/ have（or get, receive）physical check-up（診察を受ける）/ doctor's（or consultation）fee（診察料）/ What's the fee, please?（おいくらですか）/ periodic health examination（定期健診）/ gynecological examination（婦人科診察）/ examining（or examination, exam）table（診察台）/ office hours（診察時間） |
| 振戦，震え | tremor, trembling | alcoholic tremor（アルコール性震え）/ tremor patient（振戦患者）/ intention tremor（企図振戦）/ nervous tremor（神経性震え）/ senile tremor（老人性振戦）/ trembling hand（震えている手）tremble with anger（emotion）（怒りで（感情の高まりで）震える） |
| 心臓 | heart | cardiac（心臓の）/ cardiac diet（心臓病食）/ cardiac disease, heart disease（心臓病，心疾患）/ heart attack（心臓発作）/ heart specialist（心臓専門医）/ cardiologist（心臓病専門医）/ heart（or cardiac）surgery（心臓手術）/ heart transplant（or transplantation）（心臓移植）/ valvular heart disease（心臓弁膜症）/ artificial heart（人工心臓）/ cardiac asthma（心臓喘息）/ heart（or cardiac）failure（心不全）/ heart（or cardiac）murmur（心雑音）/ presystolic murmur（前収縮期心雑音）/ organic heart murmur（器質的心雑音）/ diastolic murmur（拡張期性雑音）/ systolic murmur（収縮期性雑音） |
| 腎臓 | kidney | renal（腎臓の）/ kidney disease, renal disease（腎臓病）/ renal colic（腎臓疝痛）/ kidney transplant（or transplantation）（腎移植）/ kidney failure（腎不全）/ kidney stone（腎結石） |
| 診断 | diagnosis | diagnostic（診断の）/ diagnose（診断する）// make a diagnosis（診断する）/ early diagnosis（早期診断）/ clinical diagnosis（臨床診断）/ differential diagnosis（鑑別診断）/ accurate diagnosis（正確な診断）/ antenatal diagnosis（出生前診断）/ final diagnosis（最終診断）/ medical certificate（診断書）/ death certificate（死亡診断書）/ health certificate（健康診断書）/ diagnostic equipment（or apparatus）（診断装置）/ diagnostic procedure（診断手法）/ diagnostic method（診断法）/ diagnostic ultrasound（診断用超音波）/ diagnostics（診断学）/ diagnostic accuracy（診断精度） |
| 心肺機能 | cardiopulmonary function | |
| 心肺蘇生術 | cardiopulmonary resuscitation（CPR） | |
| じんま疹 | hives, urticaria | acute hives（急性じんま疹）/ allergic urticaria（アレルギー性じんま疹） |
| 診療 | medical examination | medical record（診療記録）/ general practice（一般診療）/ primary medical care（一次診療）/ comprehensive medical care（総合診療）/ office hours（診療時間）/ malpractice（診療過誤）/ sue a doctor for malpractice（医療過誤で医師を訴える）/ clinic, medical office, health clinic, doctor's office（診療所）/ ambulatory clinic（外来診療所）/ group practice（集団診療）/ problem-oriented medical record（問題指向型診療記録） |
| | | す |
| 衰弱 | weakness, debilitation, emaciation, asthenia | debilitate（衰弱させる）// senile asthenia（老人性無力症）/ debilitating disease（衰弱性疾患）/ nervous breakdown, neurasthenia（神経衰弱）/ generalized weakness（全身衰弱） |

| 日本語 | 英 語 | 用 例 |
|--------|-------|-------|
| 水腫 | →「浮腫」参照 | |
| 膵臓 | pancreas | pancreatic（膵臓の）// pancreatitis（膵臓炎）/ head（tail, body）of the pancreas（膵頭，膵尾，膵体）/ pancreatic cancer（膵臓癌）/ pancreatic cyst（膵嚢胞）/ pancreatic duct（膵管）/ pancreatic juice（膵液）/ pancreatic necrosis（膵臓壊死） |
| 水分 | fluid, water | fluid intake and output（水分摂取と排出）/ fluid（or water）balance（水分平衡）/ water loss（水分喪失）/ water requirement（水分必要量）/ water retention（水分貯留）/ water shortage（水分不足） |
| 髄膜炎 | meningitis | aseptic meningitis（無菌性髄膜炎）/ bacterial meningitis（細菌性髄膜炎）/ viral meningitis（ウイルス性髄膜炎） |
| 睡眠 | sleep | hypnotic（催眠の，催眠薬）/ hypnotic drug addiction（催眠薬中毒）/ sleepy（眠い）// sleep apnea（睡眠時無呼吸）/ sleep apnea patient（睡眠時無呼吸の患者）/ I have trouble sleeping at night.（夜眠れないんです）/ bad night's sleep（不十分な夜の眠り）/ good night's sleep（夜のよき眠り）/ I could sleep well last night.（昨夜はよく眠れた）/ I could get a good night's sleep.（ぐっすり眠れた）/ poor sleep（睡眠不良）/ I was sleepy during the conference.（会議中眠かった）/ sleepyhead（眠たがり屋，ねぼすけ）/ sleeping drug,（or pill, tablet）（睡眠薬）/ sleep talking（寝言）/ talk in one's sleep（寝言をいう）/ You were talking in your sleep last night.（昨夜寝言をいってたね） |
| スクリーニング | screening | cancer screening（癌検診）/ health screening（集団検診，人間ドック）/ mass screening（集団検診）/ genetic screening（遺伝学的スクリーニング）/ screening test（スクリーニングテスト）/ neonatal（or newborn）screening（新生児スクリーニング） |
| 頭痛 | headache | frontal headache（前頭部の頭痛）/ migraine（片頭痛）/ migraine attack（片頭痛発作）/ REM sleep（レム睡眠）/ tension headache（緊張性頭痛） |
| せ ||| 
| 生殖，繁殖 | reproduction, fertility | reproductive（生殖の）/ fertility（受胎能，生殖能，妊孕性）⇔infertility（不妊症）/ fertility ratio（妊孕率）/ fertility control（避妊法）/ reproductive ability（or capability）（生殖能力）/ reproductive abnormality（生殖異常）/ reproductive age（生殖可能年令）/ reproductive cell（生殖細胞）/ reproductive failure（生殖障害）/ reproductive organ（生殖器）/ reproductive system（生殖系） |
| 精神錯乱 | insanity, mental derangement, obfuscation | |
| 性欲 | libido | increased libido（性欲亢進）/ decreased libido（性欲減退） |
| 咳 | cough | productive cough（喀痰を伴う咳）/ non-productive cough（乾性咳嗽）/ dry cough（空咳）/ clear one's throat（咳払いする）/ clearing throat（咳払い） |
| 脊髄 | spinal cord | spinal cord compression（脊髄圧迫）/ spinal cord injury（脊髄損傷）/ myelitis（脊髄炎）/ encephalomyelitis（脳脊髄炎）/ osteomyelitis（骨髄炎） |
| 背中 | back | backache（背中の痛み）/ have a backache（背中が痛い）/ My back itches.（背中が痒い）/ pat someone's back（背中を叩く） |
| 尖形コンジローマ，性病いぼ， | venereal wart, condyloma acuminatum | |

| 日本語 | 英 語 | 用 例 |
|---|---|---|
| 仙痛 | colic, colicky pain | abdominal colic（腹部仙痛）/ biliary colic（胆石仙痛）/ gallstone colic（胆石仙痛）/ gastric colic（胃疝痛）/ renal colic（腎性疝痛） |
| 先天異常 | birth defect, congenital anomaly（or malformation） | |
| 喘鳴 | wheezing, stridor | inspiratory stridor（吸気性喘鳴）/ expiratory stridor（呼気性喘鳴） |
| せん妄，精神錯乱 | delirium | alcoholic delirium（アルコールせん妄）/ febrile delirium（熱性せん妄）/ delirium tremens（振戦せん妄）/ She mumbled in delirium all day.（せん妄状態で 1 日中ブツブツつぶやいていた） |
| **そ** | | |
| 臓器，器官 | organ | abdominal organ（腹部臓器）/ artificial organ（人工臓器）/ circulatory organ（循環器）/ digestive organ（消化器）/ genital organ（生殖器）/ genitourinary organ（尿生殖器）/ multiple organ（多臓器）/ multiple organ dysfunction（多臓器機能不全）/ multiple organ failure（MOF）（多臓器不全）/ organ transplantation（臓器移植）/ organ donor（臓器提供者） |
| そう痒 | →「かゆみ」参照 | |
| 鼠径部 | groin, inguinal region | inguinal（鼠径部の）/ inguinal（or groin）hernia（鼠径ヘルニア）/ inguinal hernioplasty（鼠径ヘルニア修復術）/ inguinal lymph nodes（鼠径リンパ節） |
| 咀しゃく困難 | difficulty in chewing, difficult mastication | chew the food（食物を咀しゃくする） |
| 卒倒 | →「失神，卒倒」参照 | |
| 損傷，障害 | damage, injury | sun's damaging rays（太陽の障害光線）// brain damage（脳損傷）/ DNA damage（DNA 損傷）/ do damage to ～（～に損傷を与える）/ radiation damage（放射線傷害）/ birth injury（出生時損傷）/ head injury（頭部損傷） |
| **た** | | |
| 体温 | body temperature | body temperature（BT）（体温）/ low（body）temperature, hypothermia（低体温）/ hyperthermia（高体温）/ basal body temperature（BBT）（基礎体温）/ BBT curve（基礎体温曲線）/ digital thermometer（デジタル体温計）/ thermoregulation（体温調節）/ conventional thermometer（通常型体温計）/ armpit（or axillary）thermometer（脇下測定体温計）/ electronic thermometer（電子体温計）/ infrared thermometer（赤外線温度計）/ non-contact thermometer（非接触型体温計）/ oral thermometer（口腔体温計）/ rectal thermometer（直腸体温計，肛門体温計）/ temperature record（or chart）（体温表）/ keep a temperature record（体温表をつける） |
| 体重 | body weight, weight | weight gain of 5 kg（5 kg の体重増加）/ wight loss（体重減少）/ gain（or lose）weight（体重を増す（減らす））/ low birth weight（LBW）（低出生時体重）/ normal weight（正常体重）/ standard body weight（標準体重）/ overweight（過体重）/ measure one's（body）weight（体重を測定する）/ measurement（or determination）of body weight（体重測定）/ Morning habits help you lose weight.（朝の習慣が体重を減らすのに役立つ）/ How much do you weigh?（体重はどれくらいですか） |

| 日本語 | 英語 | 用例 |
|---|---|---|
| 帯状疱疹 | shingles, herpes, herpes zoster | herpes zoster virus（帯状疱疹ウイルス） |
| 大便 | →「便」,「排便」参照 | |
| たちくらみ | dizziness, lightheaded-ness, syncope | feel lightheaded（立ちくらみを感じる）/ get dizzy（目まいする）/ get lightheaded（立ちくらみする） |
| 脱水 | dehydration | If you are dehydrated, you should drink more water.（脱水していれば, もっと水を飲むべし） |
| 脱毛 | hair loss, hair removal | remove body hair（depilate, epilate）（除毛する） |
| 多尿 | polyuria | |
| 食べ物 | →「食物」参照 | |
| 多毛症 | hirsutism, hypertrichosis | hirsute（多毛の, 毛深い） |
| だるい（体が） | feel languid, feel slack, listless | I feel languid.（体がだるいんです）/ I feel listless these days.（最近体がだるいんです）/ I felt listless then.（そのときは体がだるかったんです） |
| 痰 | sputum, phlegm | bloody sputum（血痰）/ sputum culture（痰培養）/ mucous sputum（粘液痰）/ purulent sputum（膿痰）/ sputum smear（喀痰スミア）// cough up phlegm（咳をして痰を出す）/ sticky phlegm（ねばる痰）/ clear one's throat（of sputum）（痰を切る）cough up phlegm（痰を吐く）/ produce sputum（痰が出る） |
| 胆嚢 | gallbladder, cholecyst | cholecystitis（胆嚢炎）// gallbladder cancer（胆嚢癌）/ cholecystectomy（胆嚢摘出術） |
| 蛋白 | protein | urine (or urinary) protein, proteinuria（尿蛋白）/ low protein, hypoprotein（低蛋白）/ glycoprotein（糖蛋白）/ total protein（総蛋白）/ C-reactive protein（CRP）（C反応性蛋白） |
| ち ||||
| チアノーゼ | cyanosis | cyanotic（チアノーゼの）// cyanotic patient（チアノーゼの患者）/ cyanosis of（the skin, lips）（（皮膚, 唇）のチアノーゼ）/ circumoral cyanosis（口周囲のチアノーゼ） |
| 知覚 | →「感覚」参照 | |
| 腟 | vagina | viginal（腟の）/ vaginitis（腟炎）/ vaginal delivery, vaginal birth（経腟分娩）/ vaginal bleeding（腟出血）/ vaginal cancer（腟癌） |
| 知能 | intelligence | intelligence test（知能テスト）/ intelligence quotient（IQ）（知能指数）/ artificial intelligence（人工知能）/ intelligence disturbance (or disorder), intellectual disturbance, mental disturbance（知能障害）, mental retardation（知能遅延） |
| 注意, 注意力 | attention | attention deficit disorder（注意欠損障害）/ You must not relax your attention.（注意力を緩めてはいけない）/ distract your attention（あなたの注意力を散漫させる） |
| 中毒 | poisoning, intoxication | carbon monoxide poisoning（一酸化炭素中毒）/ alcohol intoxication（アルコール中毒）/ food poisoning（食中毒）/ autointoxication（自家中毒）/ digitalis intoxication（ジギタリス中毒） |

| 日本語 | 英 語 | 用 例 |
|---|---|---|
| 治療 | therapy, treat-ment, remedy | therapeutic(治療の) // therapeutic diet(治療食) / therapeutic effect(治療効果) / neonatal intensive care unit(NICU)(新生児集中治療部) / pediatric intensive care unit(小児科集中治療部) / drug treatment(薬物治療) / intensive treatment(集中治療) / prophylactic treatment(予防的治療) / radical treatment(or therapy)(根治療法) / preoperative (or postoperative) radiotherapy(術前(術後)放射線治療) / deep radiotherapy(深部放射線治療) / refractory anemia(抗治療性貧血) |
| 治療薬 | medicine, remedy, (therapeutic) drug | specific medicine(or remedy)(特効薬) / home remedy(民間療法) / quack remedy(インチキ療法) / cold remedy(かぜ薬) / cough remedy(咳止め薬) / Chinese herbal remedy(漢方薬) / ※→「薬」も参照 |
| つ | | |
| 痛風 | gout | gouty(痛風の) / suffer from gout(痛風にかかっている) / gouty arthritis(痛風性関節炎) / gouty attack(痛風発作) / gouty diathesis(痛風素質,痛風体質) / gouty tophus((pl) tophi)(痛風結節) / gout diet(痛風食) |
| 疲れ | →「疲労」参照 | |
| 突き指 | jammed finger, sprained finger | jam(or sprain) one's finger(突き指をする) |
| 爪 | nail, fingernail, toenail | fingernail(指の爪) / toenail(足指の爪) / nail biter(爪をかむ人) / nail biting(爪かみ) / nail clippers(爪切り) / nail scissors(爪切り,爪切りばさみ) / nail file(爪やすり) / spoon nail(さじ状爪) / ingrown nail(嵌入爪) |
| て | | |
| 手 | hand | right(left) hand(右(左)手) / finger(手指) / palm(手掌) / hand disinfection(手の消毒) / dorsum of hand(手背) / edematous hand(腫れぼったい手) / palmar erythema(手掌紅斑) / club hand(内反手) / hand tremor(手の震え) / My hands shivered with cold.(私の手は寒さで震えた) |
| 手当,給付金 | benefit, allow-ance | maternity benefit(出産手当) / sick(or sickness) benefit(疾病手当) / housing allowance(住居手当) / retirement allowance(退職手当) / tax allowance(控除額) / child benefit(or allowance)(児童手当) / family allowance(家族手当) |
| 帝王切開,帝切 | cesarean sec-tion, C-section | abdominal cesarean section(腹式帝王切開) / classical cesarean section(古典的帝王切開) / cesarean delivery(帝王切開分娩) / primary cesarean section(初回帝王切開) / previous(or prior) cesarean section(前回帝王切開) / repeat cesarean section(反復帝王切開) |
| てんかん | epilepsy | epileptic(てんかんの) // epileptic aura(てんかん前兆) / epileptic seizure(てんかん発作) / epileptic spasm(てんかん性痙攣) / He had an epileptic seizure.(彼はてんかん発作を起こした) |
| と | | |
| 動悸,心悸亢進 | palpitation, throb | palpitate, throb(動悸がする,震える) // cardiac palpitation(心悸亢進) / feel the palpitation(動悸を感じる) / Her heart throbbed with joy.(心臓が喜びでどきどきした) / throbbing headache(拍動性頭痛) |
| 瞳孔,ひとみ | pupil(of the eye) | pupillary(瞳孔の) // anisocoria(瞳孔不同症) // pupillary reflex(瞳孔反射) / contracted pupil, miosis(縮瞳,瞳孔縮小) / dilated pupil, mydriasis(散瞳,瞳孔散大) / pupillary reaction(瞳孔反応) / pupillary reflex(瞳孔反射) / fixed pupil(固定瞳孔) / pinhole pupil(ピンホール瞳孔) |

| 日本語 | 英語 | 用例 |
|---|---|---|
| 透析 | dialysis | dialyze（透析する）// hemodialysis（血液透析）/ peritoneal dialysis（腹膜透析）/ continuous ambulatory peritoneal dialysis（連続的携帯型腹膜透析）/ dialysis treatment（透析治療）/ The patient was immediately dialyzed.（患者は直ちに透析を受けた）/ dialysis machine（透析装置）/ hemodialysis apparatus（血液透析装置）/ dialysis dementia（透析認知症）/ dialysis encephalopathy（透析性脳症）/ dialysis facility（透析施設）/ dialized patient（透析患者） |
| 疼痛 | →「痛み」参照 | |
| 糖尿 | urine（or urinary）sugar, glycosuria | alimentary glycosuria（食事性糖尿） |
| 糖尿病 | diabetes（mellitus）（DM） | diabetic（糖尿病の）// adult-onset diabetes（成人発症糖尿病）/ juvenile diabetes（若年性糖尿病）/ juvenile-onset diabetes（若年発症糖尿病）/ gestational diabetes（妊娠糖尿病）/ insulin-dependent diabetes（インスリン依存性糖尿病）/ non-insulin-dependent diabetes mellitus（インスリン非依存型糖尿病）/ latent diabetes（潜在性糖尿病）/ type I（or II）diabetes（I（II）型糖尿病）/ diabetic complication（糖尿病合併症）/ diabetic coma（糖尿病性昏睡）/ diabetic diet（糖尿病食）/ diabetic retinopathy（糖尿病性網膜症）/ diabetic nephropathy（糖尿病性腎症） |
| トキシン，毒素 | toxin | bacterial toxin（細菌毒素）/ bee toxin（ハチ毒素）/ botulinus toxin（ボツリヌス毒素）/ endotoxin（内毒素）/ toxic chemical substance（有害化学物質） |
| 吐血 | vomiting of blood, he-matemesis | The patient vomited blood.（吐血した）/ massive hematemesis（大量の吐血） |
| 年，年齢 | age | age（年をとる，加齢する）/ advanced age（高齢）/ aging（加齢，老化，ふけ）/ aging population（老年人口）/ age-related hearing loss（年齢に関係した難聴）/ age composition（年齢構成）/ 10 years of age（10歳）/ at the age of 10（10歳の時に）/ reach school age（学齢に達する）/ Her age is 18 years.（彼女の年齢は18歳です）/ under age（未成年で）/ What's her age?（彼女は何歳ですか）/ patient of my age（私と同じくらいの年齢の患者）/ voting age（投票年齢，選挙権年齢）/ age spot（加齢による皮膚のしみ） |
| 突然の | sudden, abrupt | sudden outbreak（突然の発生）/ sudden infant death syndrome（乳児突然死症候群）/ sudden illness（急病）/ sudden accident（突発事故）/ sudden deafness（突発性難聴）// abrupt change in blood pressure（血圧の急変）/ abrupt halt（急停止） |
| ドナー | donor | blood donor（献血者）/ heart donor（心臓ドナー（提供者））/ kidney donor（腎臓提供者）/ organ donor（臓器提供者） |
| とばす，スキップする，抜かす | skip, miss | skipped periods（スキップした月経）/ We will skip this test today.（今日はこのテストはスキップしましょう）/ missed abortion（labor）（稽留流産（分娩））/ missed period（月経停止）/ 10% of these people usually skip second medications.（10%の人たちは通常2回目の薬をスキップする） |
| トレーニング，運動 | workout | daily workout（毎日のトレーニング）/ moderate workout（適度の運動） |

| 日本語 | 英語 | 用 例 |
|---|---|---|
| **な** | | |
| 難聴 | hearing loss, deafness, hearing impairment | age-related hearing loss（年齢に関連した難聴）/ conduction（or conductive）deafness（伝音性難聴）/ low-tone deafness（低音域難聴）/ congenital hearing loss（or deafness）（先天性難聴）/ senile deafness（老人性難聴）/ familial deafness（家族性難聴） |
| **に** | | |
| にきび，アクネ，ざ瘡 | acne, pimple | acne vulgaris（尋常性ざ瘡，アクネ）/ pimple（にきび，吹き出物）/ The patient had pimples all over her face.（顔一面ににきびができていた）/ a pimple on her nose（彼女の鼻の上のにきび） |
| 肉腫 | sarcoma | sarcomatous（肉腫の）// carcinosarcoma（癌肉腫）/ embryonal sarcoma（胎児性肉腫）/ osteosarcoma（骨肉腫）/ sarcomatous change（肉腫性変化） |
| 二重に見える | →「複視」参照 | |
| 入院 | hospitalization, admission to a hospital, hospital admission | admit, hospitalize（入院させる）// hospital admission（入院）/ She was admitted（or hospitalized）to A hospital.（彼女はA病院に入院した）/ inpatient（入院患者）⇔ outpatient（外来患者）/ hospital fee（入院費）/ hospitalization（or admission）procedure（入院手続き）/ on admission（入院時）/ admission summary（入院時要約）/ hospital admission for observation（観察入院）/ emergency hospital admission（緊急入院）/ planned hospital admission（計画入院）/ hospitalization insurance（入院保険） |
| 乳房 | breast, mamma | mammary（乳房の）// breast（or mammary）cancer（乳癌）/ mammogram（乳房X線像）/ mammography（乳房X線撮影）/ radical mastectomy（根治的乳房切除術）/ mammoplasty（乳房形成術）/ simple mastectomy（単純乳房切除術）/ mastotomy（乳房切開術）/ mammary gland（乳腺）/ mammary abscess（乳房膿瘍）/ mammary amputation（乳房切断術） |
| 尿 | urine | urinate（尿をする），urinary（尿の）/ anuria（無尿）/ urinalysis（or urine test）（尿検査，尿検，検尿）/ anuresis, urinary retention（尿閉）/ diuresis（利尿）/ frequent urination, pollakiuria（頻尿）/ glycosuria, glucosuria（糖尿）/ hematuria（血尿）/ oliguria（乏尿）/ polyuria（多尿）/ proteinuria（蛋白尿）/ urinary incontinence（尿失禁）/ uremia（尿毒症）/ urinary sediment（尿沈渣）/ uric acid（尿酸）/ ureter（尿管）/ urinary tract（尿路）/ urinary tract infection（UTI）（尿路感染）/ urethra（尿道）/ urethritis（尿道炎）/ urinary output, urinary volume（尿量）/ voiding, micturition, urination（排尿）/ 24-hour urine sample（or specimen）（24時間尿）/ urinary tenesmus（尿しぶり） |
| 尿意 | desire（or need）to urinate（or void）, micturition desire | He had a desire（a need）to urinate.（尿意を催した）/ frequent micturition（尿意頻数） |
| 尿管 | ureter | ureteric（尿管の）// ureter obstruction（尿管閉鎖）/ ureter stenosis（尿管狭窄）/ ureter stone（尿管結石）/ ureteral colic（尿管仙痛） |
| 任意の | voluntary, optional, arbitrary | voluntary insurance（任意保険）/ optional subject（選択科目）/ Attendance is optional.（出席は随意です）/ Contributions are entirely optional.（寄付はまったく任意です）/ Arrange them in arbitrary order.（順序不同にアレンジしなさい） |

代表的疾患の「症状・所見・診療」に関する基本用語と表現法

| 日本語 | 英 語 | 用 例 |
|---|---|---|
| 認可 | license, certification, approval, permission | board certification(専門委員会認可) / board-certified(専門委員会で認可された) / certification mark(認証マーク) / licensing procedure (許認可手続き) / permit, approve, give licence to 〜(〜を認可する) / permit(認可証) / medical license(医師免許証) / medical licensing examination(医師免許試験) / approval rate(支持率) / conditional(or unconditional) approval(条件付き(無条件)認可) / legal permission to do 〜(〜するための法律上の認可) |
| 認知症 | dementia | He has dementia.(彼は認知症です) / He was diagnosed as having dementia.(認知症であると診断された) / dementia patient(認知症患者) / dialysis dementia(透析認知症) / Alzheimer-type dementia(アルツハイマー型認知症) |
| ね | | |
| 寝汗 | night sweat | I sweat at night.(寝汗をかきます) / have night sweat(寝汗をかく) |
| 熱 | fever, heat, temperature, pyrexia | febrile((有)熱の)⇔afebrile(無熱の) // febrile proteinuria(熱性蛋白尿) / febrile convulsion(熱性痙攣) / febrile delirium(熱性せん妄) / febrile herpes(熱性ヘルペス) // heat(エネルギーの熱) / heat attack(熱中症) / apply heat to 〜(〜に熱を加える) / fever of undetermined origin, fever of unknown origin(不明熱) / heat exhaustion(熱ばて) / heat cramps(熱痙攣) / He has a fever.(彼は熱がある) / He became feverish.(熱が出た) / high(low) temperature(高(低)温) / normal temperature(平熱) / The doctor took her temperature.(医師は彼女の体温を計った) / low fever, low-grade fever, mild fever(微熱) / have a slight fever(微熱がある) |
| 眠い | drowsy, sleepy, somnolent | feel drowsy(眠気がする) / This drug often makes us feel drowsy.(この薬はしばしば眠気を催させる) / I feel very sleepy.(とても眠い) / sleepy look(voice)(眠そうな顔つき(声)) / somnolent effect(眠気を誘う効果) / sleepyhead(眠たがり屋，寝坊(の子供)) |
| 眠り | →「睡眠」参照 | |
| の | | |
| 脳 | brain, encephalon | cerebral(脳の) / cerebrum(大脳) / midbrain(中脳) / cerebellum(小脳) / forebrain(前脳) / hindbrain(後脳) / cerebral bleeding(or hemorrhage)(脳内出血) / brain tumor(脳腫瘍) / brain surgery(脳外科，脳手術) / encephalocele(脳ヘルニア) / encephalomalacia(脳軟化症) / cerebral palsy(脳性麻痺) |
| 脳性麻痺 | →「麻痺」,「脳」参照 | |
| 膿尿 | pyuria | mild pyuria(軽度膿尿) / hematopyuria(血膿尿) |
| 膿瘍 | abscess | appendiceal abscess(虫垂膿瘍) / Bartholin abscess(バルトリン腺膿瘍) / Douglas abscess(ダグラス窩膿瘍) / gingival abscess(歯肉膿瘍) / peritonsillar abscess(扁桃周囲膿瘍) / stitch abscess(縫合部膿瘍) / subarachnoid abscess(くも膜下膿瘍) / subdiaphragmatic abscess(横隔膜下膿瘍) / subdural abscess(硬膜下膿瘍) // drain an abscess(膿瘍を排膿する) |
| のど(喉)，咽喉 | throat | have a sore throat(のどが痛い) / I feel thirsty.(のどが乾いている) / be choked with 〜(〜でのどが詰まる) / thirst, dry mouth(のどの渇き) / throat culture(のどからの培養) / ear, nose and throat(ENT)(耳鼻咽喉科) / streptococcal sore throat, strep sore throat(連鎖球菌性咽頭炎) / throat swab(咽頭スワブ) |

| | | は |
|---|---|---|
| 肺 | lung | pulmonary（肺の）/ pneumonia（肺炎）// lung cancer（肺癌）/ metastatic lung cancer（転移性肺癌）/ lung alveolus（pl.alveoli）（肺胞）/ lung auscultation（肺聴診）/ vital capacity（肺活量）/ spirometry（肺活量測定）/ spirometer（肺活量計）/ lung（or pulmonary）embolism（肺塞栓症）/ lung function test（肺機能検査）/ lung metastasis（肺転移）/ lung surgery（肺外科）/ artificial heart-lung machine（人工心肺装置） |
| 排尿 | urination, voiding, micturition | void, urinate, micturate, pass urine（排尿する）// dysuria（排尿困難，排尿障害）// miction pain, micturition pain, pain on urination（排尿痛） |
| 排便 | bowel movement, defecation | change in bowel habit（排便習慣の変化）/ empty（or evacuate）the bowels（排便する）/ toilet training（排便のしつけ）/ defecation pain（排便痛）/ straining at stool（排便いきみ）/ bleeding on defecation（排便時出血）※「便」も参照 |
| 培養 | culture | culture（培養する）// bacterial culture（細菌培養）/ blood culture（血液培養）/ throat culture（咽頭培養）/ sputum culture（喀痰培養）/ stool culture（便培養）/ urine culture（尿培養）/ pure culture（純培養）/ spinal fluid culture（髄液培養）/ cell culture（細胞培養）/ tissue culture（組織培養）/ culture-nagative pyuria（培養陰性の膿尿）/ sterile culture（無菌培養） |
| 吐き気，悪心，むかつき | nausea | nauseate（吐き気を催す）// nausea and vomiting（悪心嘔吐）/ nausea and vomiting of pregnancy（妊娠のつわり）/ I feel nauseated（or sick）.（吐き気がする）/ She became nauseated by this injection.（この注射で気持ちが悪くなった）/ nauseating odor（吐き気を催す臭い） |
| 吐き戻し，逆流 | →「逆流」参照 | |
| 拍動 | pulsation, throb | pulsate（拍動する），pulsatile（拍動性の）// epigastric pulsation（心窩部拍動）/ pulsating mass（拍動性腫瘤）/ pulsating（or throbbing）pain（ズキズキ痛，拍動痛）/ My left arm throbbed with pain.（左腕は痛みでズキズキした） |
| 白内障 | cataract | congenital（juvenile, senile）cataract（先天性（若年性，老人性）白内障）/ diabetic cataract（糖尿病性白内障）/ rubella cataract（風疹白内障） |
| 跛行 | limping, lameness, claudication | limp（跛行する）/ limping gait（跛行）/ lame in the right leg（右足が不自由）/ walk lame（びっこを引く）/ intermittent claudication（間欠性跛行） |
| 破傷風 | tetanus | tetanus vaccine（破傷風ワクチン）/ tetanus immune globulin（破傷風免疫グロブリン） |
| 発育 | development, growth | develop, grow（発育する）// developmental（発育の）/ developing ovarian follicle（発育卵胞）/ fetal growth（胎児発育）/ hypoplasia（発育不全）/ hypoplastic uterus（発育不全子宮）/ uterine hypoplasia（子宮発育不全）/ developmental abnormality, growth abnormality（発育異常） |
| 白血球 | white blood cell（WBC）, leukocyte | leukocytic（白血球の）// leukocytic infiltration（白血球浸潤）/ leukocytosis（白血球増多症）/ leukopenia（白血球減少症） |
| 白血病 | leukemia | leukemic（白血病の）// acute lymphatic leukemia（急性リンパ性白血病）/ myeloblastic leukemia（骨芽球性白血病）/ leukemic retinitis（白血病性網膜炎）/ leukemic retinopathy（白血病性網膜症）/ childhood leukemia（小児白血病）/ leukemia（or leukemic）relapse（白血病再発） |

**06**

▼

代表的疾患の「症状・所見・診療」に関する基本用語と表現法

| 日本語 | 英 語 | 用 例 |
|---|---|---|
| 発疹，ふきでもの | eruption, rash, exanthem(a) | erupt(発疹する) // butterfly eruption(蝶形疹) / diaper rash(おむつかぶれ) / drug eruption (or rash, exanthem)(薬疹) / antipyrine exanthem(アンチピリン疹) / pruritic eruption(そう痒性発疹) / iodine eruption(ヨード疹) / skin eruption(皮疹) / vesicular eruption(小水疱性皮疹) / epidemic exanthema(伝染性発疹症) / acne-like exanthem(にきび様皮疹) |
| 発声障害，発声困難 | dysphonia, phonation disorder, voice disorder | spastic dysphonia(痙攣性発声困難) |
| 発熱 | →「熱」参照 | |
| 鼻 | nose | nasal(鼻の) // nasal voice, nasal speech(鼻声) / stuffy nose, nasal congestion(鼻詰まり) / runny nose(鼻水) / rhinitis(鼻炎) / allergic rhinitis(アレルギー性鼻炎) / nose bleeding, epistaxis(鼻出血) |
| 腹 | →「腹部」参照 | |
| 腫れた | swollen, puffy | swollen lip(finger, gum)(腫れた唇(指，歯茎)) / puffy eyes(腫れた目) / puffy eyelid(眼瞼浮腫) / puffy face(腫れぼったい顔) // swelling, puffiness(腫れ) |
| ひ | | |
| 膝 | knee | knee fracture(膝の骨折) / knee joint(膝関節) / knee joint pain(膝関節痛) / kneecap, patella(膝蓋骨) / knee-chest position(膝胸位) / knee dislocation(膝関節脱臼) / knee jerk (or reflex)(膝蓋(腱)反射) |
| 脾腫 | splenomegaly | |
| ひっかき傷，かき傷 | scratch | scratch(ひっかく) // scratch marks(ひっかき傷) / scratch one's back(背中をかく) |
| 避妊 | contraception, birth control, fertility control | contraceptive pill, birth control pill(避妊薬) / oral contraceptive pill(経口避妊薬) |
| 皮膚 | skin | cracked skin(ひび割れた皮膚) / dry skin(乾いた皮膚) / dermatitis(皮膚炎) / macular skin rash(斑状皮疹) / oily skin(油性の皮膚) / skin cancer(皮膚癌) / artificial skin(人工皮膚) / skin graft(植皮) / skin graft surgery(皮膚移植手術) / dermatology(皮膚科学) / dermatologist, skin doctor(皮膚科医) |
| 肥満 | obesity, fatness, overweight, plumpness | Obesity is the cause of many diseases.(肥満は多くの病気のもとである) / upper body obesity(上半身肥満) / massive obesity(超肥満) / morbid obesity(病的肥満) / fat person(肥った人) / overweight child(肥満児) // plump(丸々と肥った) / plump body type(丸々とした体型) / plump(cheeks, breasts, face)(ふっくらとした(頬，乳房，顔)) // fatten(肥る，肥らす) / fattening food(肥る食べ物) ⇔ non-fattening food(肥らない食べ物) / too fat, overweight(肥りすぎの) / I'm 10 kg overweight now.(私は現在10 kg肥りすぎです) / gain weight, grow fat(肥る) |
| 病気 | illness, sickness, disease | ill, sick(病気の) // feel sick(気持ちが悪い) / I feel sick when I hear it.(それを聞くと気持ちが悪くなる) / fully recover from one's illness (or disease)(病気からすっかり回復する) / prolonged illness(長患い) / childhood illness(小児病) / history of present illness(HPI(現病歴)) / mental illness(精神病) / serious illness(重病) / sudden illness(急病) / sick leave(病欠，病気休暇) / take sick leave(病気休暇を取る) / on sick leave for 10 days(10日間の病欠で) |

| 日本語 | 英 語 | 用 例 |
|---|---|---|
| 病歴 | medical (clinical, case) history, anamnesis | present medical history（現病歴）/ past history（既往歴）/ health history（健康歴）/ medical history of a patient（患者の病歴）/ check one's clinical（medical）history（病歴を調べる）/ family history（家族歴）/ I have a history of kidney trouble.（腎臓病の病歴があります）/ medical history taking（問診）/ interview sheet（問診票） |
| 疲労，疲れ | tiredness, fatigue, exhaustion | relieve one's tiredness（疲労をとる）/ tired eyes（疲れた眼）/ exhaust（疲弊させる）/ exhausted（疲れ切った）/ He was totally exhausted.（彼はまったく疲労困憊した）/ exhausting（疲労困憊させる）/ exhausting work（神経を疲れさせる仕事）/ muscle fatigue（筋疲労）/ fatigue fracture（疲労骨折）/ chronic fatigue syndrome（慢性疲労症候群） |
| 貧血 | anemia | anemic（貧血の）// iron deficiency anemia（鉄欠乏性貧血）/ folic acid deficiency anemia（葉酸欠乏性貧血）/ aplastic anemia（再生不良性貧血）/ hemolytic anemia（溶血性貧血）/ hypochromic microcytic anemia（低色素性小球性貧血）/ sickle cell anemia（鎌状赤血球貧血）/ macrocytic anemia（大球性貧血）/ pernicious anemia（悪性貧血）/ unexplained anemia（原因不明の貧血）// anemic heart（or cardiac）murmur（貧血性心雑音）/ anemic patient（貧血患者） |
| | | **ふ** |
| 不安 | anxiety, apprehension, uneasiness | anxiety attack（不安発作）/ anxiety depression（不安うつ病）/ anxiety disorder（不安障害）/ anxiety neurosis（不安神経症）/ anxiety reaction（不安反応）/ sense of uneasiness（不安感）/ growing uneasiness（増大する不安感）/ I feel vague uneasiness about my future.（私の将来に関してぼんやりとした不安を感じている）/ There is serious apprehension about the long-term effects of this therapy.（この治療の長期効果について深刻な不安がある） |
| 風疹 | rubella, German measles | rubella virus（風疹ウイルス）/ rubella vaccine（風疹ワクチン） |
| 複視，二重視 | diplopia, double vision | binocular diplopia（両眼複視）/ monocular diplopia（単眼複視）/ simple diplopia（単純複視） |
| 腹水 | ascites, ascitic fluid | ascitic（腹水の）// accumulation of ascitic fluid（腹水の貯留）/ bloody（or hemorrhagic）ascites（血性腹水）/ cancerous（or carcinomatous）ascites（癌性腹水）/ milky ascites（乳汁状腹水）/ malignant ascites（悪性腹水）/ massive ascites（大量の腹水）/ fetal ascites（胎児腹水）/ tuberculous ascites（結核性腹水）/ remove ascitic fluid（腹水を除去する） |
| 腹部 | abdomen, tummy | abdominal（腹部の）/ tummy（おなか，幼児語）// abdominal pain（腹痛）/ right upper（or lower）abdominal pain（右上（下）腹部痛）/ right lower abdominal pain（右下腹部痛）/ abdominal colic（腹部仙痛）/ acute abdomen（急性腹症）/ abdominal aorta（腹部大動脈）/ abdominal circumference（腹囲）/ abdominal delivery（腹式分娩）⇔ vaginal delivery（経腟分娩）/ abdominal distention（or swelling, bloating）（腹部膨満）/ abdominal CT（腹部 CT）/ abdominal hernia（腹部ヘルニア）/ abdominal organ（腹部臓器）/ abdominal cavity（腹腔）/ laparoscope（腹腔鏡）/ laparoscopy（腹腔鏡検査）/ My stomach feels heavy（or bloated）.（お腹が張る）/ I felt bloated from eating too much at the party.（パーティーで食べ過ぎてお腹が張っています）/ belly fat（お腹の脂肪）/ lose one's belly fat（お腹の脂肪を落とす）/ I got fat around my belly.（お腹に脂肪がついた）/ I'm full.（My tummy is full.）（お腹いっぱいです） |

| 日本語 | 英 語 | 用 例 |
|---|---|---|
| 腹鳴, グル音 | rumbling sound, borborygmus | |
| ふくらはぎ | calf | calf cramp, cramp in the calf（ふくらはぎの痙攣）/ stretch one's calf muscles（ふくらはぎの筋肉を伸ばす） |
| 膨れた | →「膨隆」参照 | |
| 浮腫, 水腫 | edema | edematous（水腫の, 浮腫の）// brain（or cerebral）edema（脳水腫, 脳浮腫）/ lymphedema（リンパ浮腫）/ myxedema（粘液水腫）/ cardiac edema（心臓性浮腫）/ dependent edema（就下性浮腫）/ pulmonary edema（肺水腫）/ edematous swelling（浮腫性腫脹）/ palpebral edema（眼瞼浮腫） |
| 不随意の | involuntary | ⇔voluntary（随意の）// involuntary movement（不随意運動）/ involuntary muscle（不随筋）/ involuntary hyperventilation（不随意性過呼吸）/ involuntary manslaughter, accidental homicide（過失致死） |
| 不整脈 | →「脈」参照 | |
| 二日酔い | hangover | hangover headache（二日酔い頭痛） |
| 肥った | →「肥満」参照 | |
| 不妊症 | infertility | infertile（不妊の）// infertile couples（不妊夫婦）/ infertility therapy（不妊症療法）/ female（or male）infertility（女性（男性）不妊症）/ primary infertility（原発性不妊）/ secondary infertility（続発性不妊）/ infertility work-up（不妊症検査）/ unexplained infertility（原因不明の不妊症）/ infertile patient（不妊患者） |
| 不眠 | insomnia, sleeplessness | insomniac（不眠の, 不眠症患者）/ insomniac patient（不眠症患者）/ initial insomnia, difficulty in falling asleep（初期不眠）/ I have（or am suffering from）insomnia.（不眠症にかかっている）/ menopausal insomnia（閉経期不眠症） |
| 震え | trembling, shivering | shiver, tremble（震える）/ shiver with cold（寒くて震える）/ trembling hand（震える手）/ Her voice trembled.（彼女の声が震えた） |
| 分娩, 出産, お産 | labor, childbirth, delivery | deliver（分娩させる）// go into labor（産気づく）/ easy labor（安産）/ difficult（or hard）labor（難産）/ abnormal labor（異常分娩）/ Am I in labor, doctor?（先生，お産は始まっていますか）/ planned childbirth（計画出産）/ premature birth（早産, 未熟産）/ vaginal delivery（経腟分娩）/ breech delivery（骨盤位分娩）/ maternity benefit（出産手当）/ estimated（or expected）date of confinement（EDC）（分娩予定日）/ birth trauma（分娩時外傷）/ trial of labor（試験分娩）/ twin（triplet）birth（or delivery）（双胎（三胎）分娩）/ arrest of labor（分娩停止） |
| へ | | |
| 閉経 | menopause | menopausal（閉経期の）/ natural menopause（自然閉経）/ early（or precocious, premature）menopause（早発閉経）/ menopausal age（閉経期年齢）/ menopausal depression（閉経期うつ）/ menopausal hot flash（閉経のぼせ）/ premenopausal（postmenopausal）bleeding（閉経前（後）出血） |

| 日本語 | 英 語 | 用 例 |
|---|---|---|
| 便 | stool, feces | fecal（糞便の）// fecal specimen（便標本）/ bloody stool（血便）/ diarrheal stool（下痢便）/ watery stool（水様便）/ tarry stool（タール様便）/ occult blood in the stool（大便中の潜血）/ straining at stool（排便いきみ）/ stool (or fecal) examination（検便, 糞便検査）/ stool (or fecal) culture（便培養）/ fecal vomiting（吐糞症）/ fecal impaction（宿便）/ defecation desire, urge to go to the toilet（便意）/ bowel movement（BM）, defecation（便通）/ constipation（便秘）/ constipated（便秘した）/ habitual constipation（常習便秘）/ chronic constipation（慢性便秘）/ obstinate constipation（頑固な便秘）/ I'm constipated.（私は便秘しています）/ become constipated（便秘する）/ relieve constipation（便秘を治す, 通じをつける）→「排便」も参照 |
| 偏頭痛 | →「頭痛」参照 | |
| 便秘 | →「便」参照 | |
| **ほ** | | |
| 保育器, インキュベーター | incubator | infant incubator（乳児保育器）/ incubator temperature（保育器温度）/ be put in an incubator（保育器に入れられる） |
| 膀胱しぶり | vesical tenesmus | |
| 膨満感 | fullness, feeling (or sense) of fullness (distention) | sense of abdominal fullness (or distention)（腹部膨満感）/ gastric fullness（胃膨満）/ abdominal distention (or swelling)（腹部膨満） |
| 膨隆 | swelling, distention | swollen, bulging, bloated, puffy（膨れた）/ distended abdomen（膨隆腹部）/ distention of the neck vein（頸静脈怒張）/ bladder distention（膀胱膨隆） |
| 保菌者 | carrier | incubatory carrier（潜伏期保菌者）/ asymptomatic carrier（無症状保菌者）/ disease carrier（病気保菌者）/ carrier of hepatitis B virus（B 型肝炎ウィルス保菌者） |
| 保健 | health | health and welfare（保健福祉）/ public healh center, health care center（保健所）/ World Health Organization（WHO）（世界保健機構）/ school infirmary（学校保健室） |
| 歩行 | gait, walking, ambulation | ambulatory（歩行の, 外来の）// ambulatory patient（外来患者）/ ambulatory surgery（外来手術）/ steady (unsteady) gait（しっかりとした（不安定な）歩行）/ spastic gait（痙性歩行）/ early ambulation after surgery（術後の早期歩行） |
| 歩行障害, 歩行困難 | gait disorder, dysbasia | angiosclerotic dysbasia（動脈硬化性歩行不全） |
| 母子 | mother and child | family of mother and child, mother and child family（母子家庭）/ maternal and child health center（母子保健センター）/ maternal and child health handbook（母子健康手帳） |
| 母指吸い | thumb-sucking | |
| 母性の | maternal | ⇔paternal（父系の, 父方の）/ maternal instinct（母性本能）/ maternal love（母性愛）/ maternal grandfather（母方の祖父）/ maternal and child health（母子保健, 母子衛生）/ maternal mortality (or death rate)（母体死亡率）/ maternal and child health law（母子保健法）/ maternal-fetal medicine（母子医学） |

| 日本語 | 英語 | 用例 |
|---|---|---|
| 発作 | attack, seizure, stroke | paroxysmal（発作性の）// anginal attack（狭心症発作）/ asthmatic attack（喘息発作）/ heart attack（心臓発作）/ paroxysmal cough（発作性咳）/ paroxysmal dyspnea（発作性呼吸困難）/ convulsive seizure（痙攣発作）/ epileptic seizure（or stroke）（てんかん発作）/ hysterical seizure（ヒステリー発作）/ apoplectic stroke（卒中発作）/ transient ischemic attack（一過性虚血発作） |
| **ま** | | |
| 麻痺 | numbness, palsy, paralysis, paresis | palsy（麻痺を引き起こす疾患）/ paralysis（完全な麻痺）/ paresis（不全麻痺，一部または軽度の麻痺）/ Do you have（or feel）any numbness in your legs?（足にしびれがありますか）// limb palsy（四肢麻痺）/ cerebral palsy（CP）（脳性（小児）麻痺）/ birth palsy（分娩麻痺）/ facial nerve palsy（顔面神経麻痺）/ shaking palsy（振戦麻痺）/ left-sided paresis（左側不全麻痺）/ paretic gait（不全麻痺歩行）/ incomplete paralysis（不全麻痺）/ flaccid paralysis（弛緩性麻痺）/ spastic paralysis（痙性麻痺）/ spinal paralysis（脊髄麻痺）/ paraparesis（不全対麻痺）/ diplegia（両側麻痺）/ paraplegia（対麻痺）/ hemiplegia（片麻痺，半身不随）/ hemiparesis（半側不全麻痺）// paralyze（麻痺させる）/ paralyzed patient（麻痺患者） |
| まぶた | →「眼瞼)」参照 | |
| **み** | | |
| 水ぶくれ, 水疱 | blister | blister caused by burning（火傷の水ぶくれ） |
| みぞおち | epigastrium, epigastric fossa, pit of the stomach | |
| 耳 | ear | right（left）ear（右（左）耳）/ middle ear（中耳）/ inner ear（内耳）/ external ear（外耳）/ earwax（耳あか）/ take（or get, remove）the wax out of one's ears, clean one's ears（耳あかを取る）/ discharge from the ears, otorrhea（耳だれ，耳漏）/ ringing in the ear, ear ringing, tinnitus（耳鳴り）/ earache（耳痛）/ earlobe（耳たぶ）/ ear plug（耳栓）/ ear speculum（耳鏡） |
| 脈 | pulse, ～cardia | ～cardia（～脈）// tachycardia（頻脈，頻拍）/ bradycardia（徐脈）/ atrial tachycardia（心房性頻脈）/ ventricular tachycardia（心室性頻脈）/ paroxysmal tachycardia（発作性頻脈）/ irregular pulse, arrhythmia（不整脈）/ ventricular arrhythmia（心室性不整脈）/ digitalis arrhythmia（ジギタリス不整脈）/ heart arrhythmia（心不整脈）/ sinus arrhythmia（洞性不整脈）/ respiratory arrhythmia（呼吸性不整脈）/ pulse rate（脈拍数）/ femoral pulse（大腿脈拍）/ pulseless disease（脈なし病）/ pulse deficit（脈拍欠滞）/ feel a patient's pulse（脈をとる） |
| **む** | | |
| むかつき | →「悪心，吐き気，むかつき)」参照 | |
| 無気力 | lethargy, inertia, amotivation | patient with lethargy（無気力患者）/ uterine inertia（微弱陣痛，子宮無力症）/ amotivational syndrome（無気力症候群） |

| 日本語 | 英 語 | 用 例 |
|---|---|---|
| 胸 | breast, chest | sternal（胸骨の）// breast bone, sternum（胸骨）/ breast massage（乳房マッサージ）/ pneumothorax（気胸）/ heartburn, pyrosis, upset stomach（胸やけ）/ chest circumference（胸囲）/ pectoral muscle（胸筋）/ chest (or thoracic) cavity（胸腔）/ thoracic organ（胸部臓器）/ thoracocentesis（胸腔穿刺）/ thoracoscopy（胸腔鏡検査）/ chest pain（胸痛）/ chest auscultation（胸部聴診） |
| 夢遊病 | somnambulism, sleepwalking | sleepwalker, somnambulist（夢遊病者） |
| 無力（症），衰弱 | asthenia, weakness, incompetence | asthenic constitution（無力体質）/ weakness of will（意志薄弱）/ nervous breakdown, neurasthenia（神経衰弱）/ neurasthenic（神経衰弱者）/ neurasthenia gravis（重症神経衰弱）/ cervical incompetence (incompetency)（頚管無力症）/ myasthenia（筋無力症）/ myasthenic patient（筋無力症患者） |

### め

| 日本語 | 英 語 | 用 例 |
|---|---|---|
| 目，眼 | eye | optic（目の）, optical（目の，視覚の，光学の）// optic nerve（視神経）/ optic neuritis（視神経炎）/ optic chiasm（視神経交叉）/ optical instruments（光学器械）/ optical illusion（錯視症）/ optometry（検眼）/ eyeball（眼球）/ eye bandage (or dressing, patch)（眼帯）/ eyesight（視力）/ eyesight test（視力検査）/ eye chart（視力検査表）/ eyelash（睫毛）/ blurry (or blurred) vision（かすみ目）/ eye ointment（眼軟膏）/ eye socket, orbit（眼窩）/ eyelid, palpebra（眼瞼）/ eye movement（眼球運動）/ watery eye（涙目）/ artificial eye（義眼）/ dry eye syndrome（乾燥眼症候群）/ eye drop (or lotion)（点眼液）/ eye glasses（眼鏡）/ eyestrain, asthenopia（眼の疲れ，眼精疲労）/ eye mucus, eye discharge（目やに） |
| めまい（眩暈） | dizziness, vertigo | dizzy（目まいがする，目が回る）// feel dizzy（目まいを感じる）/ have mild vertigo（軽い目まいがある）/ vertigo attack（めまい発作）/ height vertigo（高所めまい）/ hysterical vertigo（ヒステリー性めまい）/ positional (or postural) vertigo（体位性めまい）/ orthostatic dizziness（起立性めまい）/ dizzy feeling（めまい感）/ She felt dizzy and sat down.（めまいがして座り込んでしまった） |
| 免疫 | immunity | immune（免疫の）// immune antibody（免疫抗体）/ immune globulin（免疫グロブリン）/ immune reaction（免疫反応）/ immune response（免疫応答）/ immune stimulation（免疫刺激）/ immune surveillance（免疫監視機構）/ autoimmune（自己免疫の）/ autoimmunity（自己免疫）/ autoimmune disease (or disorder)（自己免疫疾患(異常)）/ cancer immunity（癌免疫）/ cancer immunotherapy（癌免疫療法）/ clinical immunology（臨床免疫学）/ cross-immunity（交叉免疫）/ HIV (human immunodeficiency virus)（ヒト免疫不全ウイルス）/ immunization shot（予防注射） |

### も

| 日本語 | 英 語 | 用 例 |
|---|---|---|
| 問診 | →「病歴」参照 | |

### や

| 日本語 | 英 語 | 用 例 |
|---|---|---|
| 夜間 | night, nighttime | nighttime⇔daytime // nocturnal（夜間の，夜間性の）/ at night, during the night（夜間に）// urinate (or pass urine) at night（夜間に排尿する）/ night shift（夜間勤務，夜勤）/ night vision（夜間視力）/ night blindness（夜盲）/ night wandering（夜間徘徊）/ nighttime crying, night cry（夜泣き）/ cry at night（夜泣きする）/ night hospital（夜間病院）/ night classes, classes at night（夜間講義(授業)） |

| 日本語 | 英 語 | 用 例 |
|---|---|---|
| 薬学 | pharmacology, pharmacy | pharmaceutical department（薬学部） |
| 薬剤師 | pharmacist, pharmaceutist | hospital pharmacist（病院薬剤師）/ registered pharmacist（登録薬剤師） |
| 痩せ，るいそう，やつれ | emaciation, wasting, thin-ness | emaciate（become very thin）（痩せ衰える）// emaciated body（痩せ衰えた体）/ The patient was emacited by his long illness.（長期の病気で痩せ衰えていた）/ wasting disease（消耗性の疾病，消耗病）/ wasting syndrome（るいそう症候群） |
| 痩せた | thin, lean, skinny | thin person（痩せた人）/ lean face（痩せた顔）/ I got skinny.（私は痩せた） |
| 痩せる | lose weight, become（or get）thin（or lean），slim down | If you want to reduce your weight, you should not eat such foods.（痩せたいのなら，そのような食べものを食べるべきではない）/ I lost 5 kilograms.（5 kg 痩せた）/ slim down to 45 kg（45 kg まで痩せる） |
| 薬局 | pharmacy, drugstore | |
| 夜尿症 | bed wetting, nocturia | |
| やめる | quit, stop | quit smoking（喫煙をやめる）/ quit drinking（飲むのをやめる）/ He quit his job 10 days ago.（10 日前に仕事をやめた）/ They usually quit work at five.（通常 5 時に仕事をやめる）/ quit complaining about it（それについてぼやきをやめる） |
| ゆ | | |
| 癒着，接着 | adhesion | intestinal adhesion（腸管癒着）/ fibrinous（fibrous）adhesion（線維素性（線維性）癒着）/ inflammatory adhesion（炎症性癒着）/ lysis of adhesion（癒着剥離術）/ peritoneal adhesion（腹膜癒着）/ postoperative adhesion（術後癒着）// adhesive（癒着性の，接着性の）/ adhesive tape（絆創膏，接着テープ） |
| 指 | finger, toe | finger（手の指）// thumb（手の親指）/ forefinger（or index）finger（人差し指）/ middle finger（中指）/ ring finger（薬指）/ little finger（小指）/ swollen finger（腫れた指）// toe（足のゆび）/ big toe（足の親指） |
| よ | | |
| 羊水 | amniotic fluid | amnion（羊膜）// amniocentesis（羊水穿刺）/ amniotic fluid volume（羊水量）/ amniotomy（人工破水）/ rupture of the membranes（破水）/ premature rupture of the membranes（PROM）（前期破水）/ oligohydramnios, oligohydramnion（羊水過少症）/ polyhydramnios, polyhydramnion（羊水過多症） |
| 腰痛 | →「腰，腰部」参照 | |
| 予後 | prognosis | prognosticate（予後を判定する，予知する）/ prognostication（予後判定）// prognostic（予後の）/ good（or favorable）prognosis（予後良好）/ poor（or bad, grave）prognosis（予後不良）/ long-term prognosis（長期予後）/ 3-year prognosis（3 年予後）/ He is in a position to be able to prognosticate on its future.（その将来について予後を予知できる立場にある） |

| 日本語 | 英 語 | 用 例 |
|---|---|---|
| 予約 | appointment, reservation, booking | appoint, reserve, book(予約する，予約をとる) // arrange(or fix) an appointment for an interview with him(彼とのインタビューの日時をアレンジする) / have an appointment(予約してある) / make an appointment(予約する) / request an appointment(予約を求める) // reserve a hotel room for him(彼のためにホテルの1部屋を予約する) / reserve a seat(席を予約する) / book a room for him(彼のために部屋を予約する) / We are fully booked up.(全部予約済みです) / We are all booked up for this weekend.(この週末は全部予約済みです) / reserve force(予備力) / reserved seat(予約指定席) / reserve function test(予備能テスト) |

り

| 日本語 | 英 語 | 用 例 |
|---|---|---|
| 利益 | benefit | benefit(利する) / costs and benefits of ～(～のコストと利益) / tax benefits(税法上の特典) / benefit from the birth control pill(避妊ピルの恩恵) / benefit of your advice(あなたの忠告の恩恵) / benefit of higher education(高等教育の恩恵) / His advice will benefit me.(彼の忠告は私に役立ってくれるでしょう) |
| 流産 | miscarriage, abortion | miscarriage(自然流産) / have a miscarriage(流産する) / abortion(中絶による流産，妊娠中絶) |
| 料金 | fee, charge, toll | access fee(or charge)(アクセス料金) / toll-free telephone number(料金不要の電話，フリーダイヤル) / admission(entrance) fee(入場料，参加費) / hospital fee(入院費) / monthly fee(月々の料金) / annual membership fee(年会費) |
| 療法 | treatment, therapy | therapeutic(治療の) // local treatment(局所療法) / anticoagulant therapy(抗凝固療法) / cancer chemotherapy(癌化学療法) / immunotherapy(免疫療法) / palliative treatment(or therapy, care)(暫定緩和療法，待期療法) / palliative medicine(緩和医療，緩和剤) / palliative radiotherapy(緩和的放射線療法) / therapeutic modality(治療法) / spa treatment(温泉療法) / specific therapy(特異療法) / speech therapy(言語療法) / steroid therapy(ステロイド療法) / symptomatic therapy(対症療法) / work therapy(作業療法) / therapist(療法士) / occupational therapist(作業療法士) / physiotherapist, physical therapist(理学療法士) / psychotherapist(精神療法士) / speech therapist(言語療法士) |
| リンパ節 | lymph node | regional lymph node(所属リンパ節) / radical lymph node dissection(根治的リンパ節郭清術) / lymph node swelling(or enlargement)(リンパ節腫脹) / axillary lymph node(腋窩リンパ節) / cervical lymph node(頚部リンパ節) / inguinal lymph node(鼠径リンパ節) / lymph node metastasis(リンパ節転移) / lymph node biopsy(リンパ節生検) / lymph node dissection(リンパ節摘出術) |

れ

| 日本語 | 英 語 | 用 例 |
|---|---|---|
| レシピエント，受容者 | recipient | blood recipient(受血者) / bone marrow transplant recipient(骨髄移植レシピエント) / liver(renal) transplant recipient(肝(腎)移植レシピエント) / organ recipient(臓器レシピエント) / organ transplant recipient(臓器移植レシピエント) |

代表的疾患の「症状・所見・診療」に関する基本用語と表現法

# chapter
# 07
## 各種検査法・診断法で使われる基本表現一覧

本章では，多彩な「検査法や診断法等に関連した基本的表現や関連用語」について学びます.

重要な知識がつまっていますので，十分に身につけてください.

| 検査項目等 | 関連事項の説明 |
|---|---|
| **blood tests**<br>（血液検査） | 体重 65 kg の人で約 5 ℓ にもなる血液の約 50％は，赤血球（RBC, erythro-cyte），白血球（WBC, leukocyte），血小板（platelet, thrombocyte）などの細胞成分（血球）で，残りの液体成分（血漿，plasma）は，水が主成分で蛋白質（protein），脂質（lipids），糖（sugar），電解質（electrolytes）などが溶け込んでいる．血液を調べることで得られる体内情報は膨大である．<br>身体機能の状況を反映する各種の成分その他の物質（substances）の数値・％を測定することは，診断・治療に必須である．血液検査項目は目的に応じて数多くあり，以下の検査項目はそれらのうちのほんの一部である． |
| | **blood sugar（glucose）血糖**<br>血糖（blood sugar, blood glucose）<br>血中の血糖値を調べ，糖尿病（diabetes mellitus）の否定・確認のための重要な診断法．glycemia（血糖（症））／hyperglycemia（高血糖）／hypoglycemia（低血糖）／normoglycemia（正常血糖）／neonatal hypoglycemia（新生児低血糖症） |
| | **CA 125**<br>CA 125（卵巣癌の腫瘍マーカーとして血中蛋白の CA 125 癌抗原（cancer antigen 125）の値を測定する． |
| | **CBC　全血球計算値（complete blood（cell）count）**<br>赤血球（RBC, red blood cell）／白血球（WBC, white blood cell）／血小板（platelet, thrombocyte）／ヘモグロビン（Hb, hemoglobin）／ヘマトクリット（Hct, hematocrit）／平均赤血球容積（MCV, mean corpuscular volume）／平均赤血球血色素量（MCH, mean corpuscular hemoglobin）／平均赤血球血色素濃度（MCHC, mean corpuscular hemoglobin concentration）／網状赤血球（reticulocyte） |
| | **CRP（C-reactive protein）C-反応性蛋白**<br>体内に炎症が起きたり，組織の一部破壊の場合，血液中に蛋白質の一種である C-反応性蛋白（CRP）が出現する．正常な血液のなかにはごく微量にしか見られないため，炎症や感染症の有無を調べるのにこの検査が行われる． |
| | **ESR（erythrocyte sedimentation rate），SED rate 赤血球沈降速度，赤沈**<br>正常より早い沈降速度（faster-than-normal rate）は炎症の存在を示唆する． |
| | **FBS（fasting blood sugar）空腹時血糖** |
| | **GTT（glucose tolerance test）ブドウ糖負荷試験**<br>少なくとも 8 時間の絶食の状態で空腹時の採血を行い，その後一定量のブドウ糖液を飲んで 1 時間後，2 時間後の血糖値を測定． |
| | **HbA1C test**<br>2 型糖尿病（type II diabetes）の血液検査． |
| | **IgG, IgM, IgA（immunoglobulin G, M, and A）免疫グロブリン G,M,A**<br>抗体（antibodies）として知られている血中の免疫グロブリン（immunoglobulin）の 3 つのタイプの IgG, IgM, IgA を測定． |

| 検査項目等 | 関連事項の説明 |
|---|---|
| **urine test**<br>（尿検査，検尿） | 尿検査(urinalysis) では，尿サンプル中の protein(蛋白)，sugar(糖)，ketones (ケトン体) と blood cells(血液細胞)の有無を検査する.<br>尿量(urinary output, urine volume) / 尿沈渣(urinary sediment) / 尿ウロビリノーゲン(urinary urobilinogen)<br>蛋白尿：proteinuria / asymptomatic proteinuria(無症候性蛋白尿) / febrile proteinuria(熱性蛋白尿) / postural proteinuria(体位性蛋白尿) / transient proteinuria(一過性蛋白尿)<br>糖尿：glycosuria, glucosuria / alimentary glycosuria(食事性糖尿) / 2＋glycosuria(2＋糖尿) / renal glycosuria(腎性糖尿) / hyperglycemic glycosuria (高血糖性糖尿) / normoglycemic glycosuria(正常血糖性糖尿)<br>血尿：hematuria(血尿) / gross(macroscopic) hematuria(肉眼的血尿) / microscopic hematuria(顕微鏡的血尿) / initial hematuria(排尿初期血尿) / occult blood in urine(尿潜血) / terminal hematuria(終末時血尿) / total hematuria (全血尿) |
| **imaging tests**<br>（イメージング検査） | 身体内部の映像情報を得るのに，従来型の X 線検査(chest X-ray：胸部 X 線検査など)に加えて ultrasound(超音波)，radioisotope(ラジオアイソトープ)，computed tomography(CT)(コンピュータ断層撮影法)，magnetic resonance imaging(MRI)(磁気共鳴映像法)，positron emission tomography(PET)(ポジトロン断層法)，angiography(血管造影)等々それぞれの特徴を持った多彩なイメージング検査がある. |
| **endoscopy**<br>（内視鏡検査） | endoscopy(内視鏡検査)は，endoscope(内視鏡)を用いて体内を検査する診断法である. 臓器内や体腔内を観察する. 内視鏡には，軟性(フレキシブル)内視鏡(flexible endoscope)と 硬性内視鏡(rigid endoscope)がある.<br>内視鏡の先端(tip of the endoscope)には通常ライトとカメラがついており，検者はイメージをテレビモニターで観察できる.<br>内視鏡検査では，viewing tube(観察チューブ)を体腔を通して体内に挿入する：<br>(1) nose(鼻)：喉頭鏡検査(laryngoscopy) / 気管支鏡検査(bronchoscopy)<br>(2) mouth(口)：食道鏡検査(esophagoscopy) / 胃鏡検査(gastroscopy) / 上部胃腸内視鏡検査(upper gastrointestinal endoscopy)<br>(3) anus(肛門)：結腸鏡検査(colonoscopy)，<br>(4) urethra(尿道)：膀胱鏡検査(cystoscopy)<br>(5) vagina(腟)：腟鏡診(colposcopy) / 子宮鏡検査(hysteroscopy)<br>　　時に，以下の場合には small incision(小切開)を通して内視鏡を体腔内に挿入する必要がある：<br>(1) joints(関節)：関節鏡検査(arthroscopy)<br>(2) abdominal cavity(腹腔)：腹腔鏡検査(ラパロスコピー)(laparoscopy)<br>(3) mediastinum(縦隔)：縦隔鏡検査(mediastinoscopy)<br>(4) thorax(胸郭)：胸腔鏡検査(thoracoscopy) |
| **measurement of body functions**<br>（身体機能測定） | 身体機能を，各臓器の活動を記録し分析することにより調べる：<br>・心臓の electrical activity(電気的活動)は electrocardiogaphy(ECG, EKG)<br>・脳の electrical activity は electroencephalography(EEG)<br>・肺の諸機能：holding air(息こらえ)，moving air in and out(呼気と吸気)，exchanging oxygen and carbon dioxide(酸素と二酸化炭素の交換)などは pulmonary function test(PFT)(肺機能検査)で測定される. |

| 検査項目等 | 関連事項の説明 |
|---|---|
| biopsy（Bx）<br>（生検） | 採取した組織サンプルは通常顕微鏡で検査する．その目的は，その組織の良性・悪性の確認とその他の所見（inflammation, 炎症）などを確認することである．最大の目標は to rule out malignancy（悪性を除外する）である．skin（皮膚），breast（乳房），lung（肺），liver（肝臓），kidney（腎臓），bone（骨）などからの tissue samples（組織サンプル）がよく biopsy の対象となる．<br>細針生検（fine needle biopsy）/ 生検針（biopsy needle）/ 吸引生検（aspiration biopsy）/ 生検鉗子（biopsy forceps）/ 円錐切除診（cone biopsy）/ 内視鏡生検（endoscopic biopsy）/ 内視鏡ブラシ生検（endoscopic brush biopsy）/ 切除生検（excision biopsy）/ 切開生検（incision biopsy）/ 直視下生検（open biopsy）/ パンチ生検（punch biopsy） |
| genetic testing<br>（遺伝子検査） | **genetic testing（遺伝子検査）**では，通常，skin（皮膚），blood（血液），bone marrow（骨髄）の細胞の chromosome（染色体）や gene（遺伝子）を検査する． |
| Paracentesis（穿刺術） | **paracentesis（穿刺術）**/ paracentesis and suction（穿刺と吸引）/ abdominocentesis, abdominal paracentesis（腹腔穿刺）/ amniocentesis（羊水穿刺）/ cardiocentesis（心臓穿刺術）/ culdocentesis（ダグラス窩穿刺）/ enterocentesis（腸穿刺術）/ exploratory puncture（試験穿刺術）/ myringotomy（鼓膜穿刺術）/ pericardiocentesis（心嚢穿刺術）/ thoracentesis（胸腔穿刺術）/ tympanocentesis（鼓膜穿刺術）/ ventricular puncture（脳室穿刺術） |
| 脳機能検査 | **brain（cerebral）function test（脳機能検査）**<br>EEG（electroencephalograph）（脳波図）/ electroencephalography（脳波検査法）/ EEG evaluation（脳波評価）/ EEG abnormality（脳波異常）/ EEG finding（脳波所見）/ EEG recording（脳波記録）/ sleep EEG（睡眠脳波）/ skull and spinal X-rays（頭蓋および脊椎 X 線）/ Brain ultrasound examinatioin（脳超音波検査）/ cerebral angiography（脳血管造影）/ myelography（脊髄造影法，ミエログラフィー）/ brain and nerve biopsy（脳および神経生検） |
| 心機能検査 | **heart function test（心機能検査）**<br>**ECG（EKG）（electrocardiogram）**（心電図）/ electrocardiography（心電図検査）/ standard limb lead（標準肢誘導）/ vectorcardiograph（ベクトル心電図）/ resting ECG（安静時心電図）/ exercise electrocardiography（運動負荷心電図検査）/ load electrocardiography（負荷心電図検査）/ fetal electrocardiogram（胎児心電図）/ **ultrasound examination**（超音波検査）/ echocardiography（心エコー検査）/ echocardiogram（心エコー図）/ cardiac ultrasonography（心エコー検査）/ Doppler ultrasound（ドップラー超音波）/ cardiac catheterization and angiography（心カテーテル法と血管造影）/ chest X-ray study（胸部 X 線検査）/ chest CT scan（胸部 CT 検査）/ MRI study（MRI 検査）/ coronary angiography（冠動脈造影） |
| 腎機能検査 | **renal function test（腎機能検査）**<br>BUN（blood urea nitrogen, 血液尿素窒素），creatinine（クレアチニン），uric acid（尿酸），creatinine clearance（クレアチニン・クリアランス）<br>超音波検査を含む各種 imaging tests（イメージング検査）/ 必要により biopsy（生検） |
| 肝機能検査 | **liver function test（肝機能検査）**<br>AST（GOT）（アスパラギン酸アミノトランスフェラーゼ）/ ALT（GPT）（アラニンアミノトランスフェラーゼ）/ LDH（乳酸脱水素酵素）/ γ（ガンマ）-GT / ChE（コリンエステラーゼ）/ ALP（アルカリフォスファターゼ）/ total bilirubin（総ビリルビン）/ LAP（ロイシンアミノペプチダーゼ）/ A/G 比（アルブミン・グロブリン比）/ 超音波検査を含む各種 imaging tests（イメージング検査）/ 必要により biopsy（生検） |

| 検査項目等 | 関連事項の説明 |
|---|---|
| 腫瘍マーカー検査 | **tumor markers（腫瘍マーカー）**<br>CA125（CA 125 癌抗原）/ CA19-9（carbohydrate antigen 19-9, CA 19-9 抗原）/ CEA（carcinoembryonic antigen, 癌胎児性抗原）/ AFP（α fetoprotein, α－フェトプロテイン）/ ferritin（フェリチン）/ PSA（prostate-specific antigen, 前立腺特異抗原）/ TPA（tissue polypeptide antigen, 組織ポリペプチド抗原） |
| visual acuity（視力） | **visual acuity test , vision test（視力検査）**<br>visual acuity chart（視力検査表）/ eye-sight（視力）/ normal vision（正常視力）/ naked vision（裸眼視力）/ corrected vision（矯正視力）/ visual disorder（視力障害）/ right vision（右眼視力）/ peripheral vision（周辺視力）/ night vision（夜間視力）/ day-time vision（昼間視力）/ double vision（複視）/ stereoscopic vision（立体視）/ blurred vision（かすみ目） |
| hearing（聴力） | **hearing test（聴力検査）**<br>hearing acuity, auditory acuity（聴力）/ auditory tube（耳管）/ auditory nerve（聴神経）/ auditory symptom（聴覚症状）/ auditory disorder（聴力障害）/ auditory neuropathy（聴神経障害）/ hearing loss, deafness, hearing difficulty, hearing impairment（難聴）/ I am hard of hearing. / I have a hearing loss.（私は難聴です）/ I am deaf in my right ear.（右耳が聞えません）/ occupational hearing loss（職業性難聴）/ psychogenic deafness（心因性難聴）/ sudden deafness（突発性難聴） |
| height & weight（身長・体重） | **身長（body height, stature）**<br>The patient is of average（short）stature.（背は普通だ（低い））/ He is 170 cm tall.（彼は身長 170 cm である）/ a patient of ordinary（small）stature（普通の背の（背の低い）患者）/ grow in stature（身長が伸びる）/ a person of average stature（平均身長の人）<br>**体重（body weight）**<br>normal body weight（正常体重）/ standard body weight（標準体重）/ birth weight（出生時体重）/ sudden weight gain（loss）（急激な体重増加（減少））/ How much do you weight?（体重はどれくらいですか）/ He weighs 65 kg.（彼は体重 65 kg だ）/ gain（lose）weight（体重が増す（減る））/ weight gain of 5 kg（5 kg の体重増加）/ body mass index（BMI）（肥満度指数，ボディマス指数） |
| blood pressure（BP）（血圧） | **blood pressure（BP）（血圧）**<br>systolic blood pressure（収縮期血圧，最高血圧）/ diastolic blood pressure（拡張期血圧，最低血圧）/ blood pressure manometer, sphygmomanometer（血圧計）/ blood pressure cuff（血圧計カフ）/ blood pressure measurement（or determination）（血圧測定）/ blood pressure of 130/75 mmHg（130/75 mmHg の血圧）/ She has a blood pressure of 120 over 70.（彼女の血圧は上が 120 で下が 70 です）/ high blood pressure, hypertension（高血圧）/ borderline hypertension（境界型高血圧）/ low blood pressure, hypotension（低血圧） |
| 大便検査 | **stool test（or examination）, fecal examination（大便検査，検便）**<br>feces, stool（便）, fecal（大便の）/ fecal occult blood, occult blood in the stool（大便中の潜血）/ bloody stool（血便）/ diarrheal stool（下痢便）/ fatty stool（脂肪便）/ liquid stool（液状便）/ mucous stool（粘液便）/ rice-water stool（米とぎ汁様便）/ soapy stool（石けん様便）/ tarry stool（タール様便）/ watery stool（水様便）/ stool culture（便培養）/ straining at stool（排便時いきみ）/ fecal culture（便培養）/ colonoscopy（大腸内視鏡検査，結腸内視鏡検査） |

各種検査法・診断法で使われる基本表現一覧

# chapter

# 08

# 外来・病院・院内における
# 代表的なダイアログ
# (会話文)

本章では,「院内・問診等における一般的ダイアログ」の項
目で,これらの環境において,医師・医療関係者と患者と
の間でよく使われる対話文を列挙しています.

ついで,特にきわめて高頻度に遭遇する痛みの表現を考
え,「痛みに関するダイアログ」の項目を設けて日常診療時
に役立つようにしています.

本書を通して,痛みに関するいろいろな表現がいろいろな
状況において使われている例も十分に参考にしてください.

「診察と処置でのダイアログ」では,一般診察・検査・処置
など実際の場で,さらに各診療科において医師・看護師と
患者間のさまざまなダイアログを多数そろえたので,十分
に利用してください.

| ダイアログ（和文） | 対応ダイアログ（英文） |
|---|---|
| 院内・問診等における一般的ダイアログ ||
| お早うございます，ホワイトさん．ご気分はいかがですか？ | Good morning, Mr.White. How are you feeling today? |
| スミスさん，お早うございます．医師の小林です．病歴をお聞きしてから診察したいと思います． | Good morning, Mrs.Smith. I'm Dr.Kobayashi. I'd like to take your history and do a physical exam. |
| どうなさいましたか？ | What seems to be the matter? / What seems to be the problem? |
| どんな具合かを教えてください． | Tell me about your condition? / What's wrong with you? / What's bothering you? |
| 現在おいくつですか？ | How old are you now? |
| 現在（症状…）がありますか？ | Have you (Do you have) any (symptoms)? |
| 今までに（症状…）がありましたか？ | Have you had (symptoms)? |
| どこか痛むところははありますか？ | Do you have pain anywhere? |
| （…）を気づいたことはありますか？ | Have you ever noticed …? |
| 他に何か私にお話になりたいことはありますか？ | Is there anything else you would like to tell me about? |
| どうなさいましたか？どうして病院においでになったのですか？ | Why have you come to this hospital? / What brought you to this hospital? |
| 具合が悪くなってからどれくらいたちますか？ | How long have you had this problem? |
| 体に何か問題がありますか？ | Do you have any physical problems? |
| 現在，何かお薬は飲んでいますか？ | Are you on any medication now? / Are you taking any medicine now? |
| ペニシリン（抗生物質…）にアレルギーはありますか？ | Are you allergic to penicillin (any antibiotics …)? |
| これまでにどんな予防接種を受けましたか？ | What immunization shots have you had? |
| 食べ物か薬にアレルギーはありますか？ | Are you allergic to any food or medicine? |
| お酒は飲みますか？ | Do you drink alcohol? |
| かかりつけの医師はいますか？ | Do you have a regular doctor (family doctor)? |
| そのとき医者にみてもらいましたか？ | Did you see a doctor at that time? |
| ご自分の血液型は知っていますか？ | Do you know your blood type? |
| あなたの血液型は Rh 陰性ですか？ | Is your blood type Rh-negative? |
| それはいつ起こりましたか？ | When did it happen? |
| それは〜の原因で起こったと思いますか？ | Do you think it was caused by 〜? / Do you think it was due to 〜? |
| もう一度話してください． | Will you say that again? |
| 今までに入院されたことはありますか？ | Have you ever been hospitalized before? |
| なぜ入院しましたか？ | Why were you hospitalized? |
| どの病院に入院しましたか？ | Which hospital were you hospitalized in? |
| 手術を受けたのはどの病院でしたか？ | In what hospital did you have the surgery? |
| その病院の名前は何といいますか？ | What's the name of the hospital? |
| この病院は初めてですか？ | Is this your first visit to this hospital? |
| 今までに，心臓病，糖尿病，肝炎…等にかかったことはありますか？ | Have you ever had heart disease, diabetes, hepatitis …? |

| ダイアログ（和文） | 対応ダイアログ（英文） |
|---|---|
| その他の病気になったことはありますか？ | What other sicknesses have you had? |
| 今までに何かワクチン注射を受けたことはありますか？ | Have you ever had a vaccine shot? |
| 今までに何か手術を受けたとか重い病気にかかったことはありますか？ | Have you ever had an operation or any serious disease? |
| どんな手術でしたか？ | What kind of surgery was it? |
| いままでに重い病気にかかったことはありますか？ | Have you ever been seriously ill? / Have you ever had a serious disease? |
| それは何歳の時でしたか？ | How old were you at that time? |
| その病院ではどのような検査を受けましたか？ | What kind of tests did you have in that hospital? |
| どれくらいの期間入院しましたか？ | How long were you hospitalized? / How long did you stay in the hospital? |
| ここは血液検査をするところです． | This is the right place for blood tests. |
| 輸血を受けたことがありますか？ | Have you ever received a blood transfusion? |
| お子さんはいますか？ | Do you have any children? |
| 快楽用麻薬を使用したことがありますか？ | Have you ever used any recreational drugs? |
| 名前を教えてください． | Your name, please. / What's your name? |
| 国籍はどちらですか？ | What's your nationality? |
| お生まれはどこですか？ | Where were you born? |
| 現住所はどちらですか？ | What's your present address? / Where do you live? |
| ご自宅の電話番号は？ | What's your phone number? |
| ご職業は？ | What's your occupation? |
| 結婚していらっしゃいますか，それとも独身ですか？ | Are you married or single? |
| 兄弟姉妹はいらっしゃいますか？ | Do you have any brothers and sisters? |
| ご両親や妹弟たちはいかがですか？ | What about your parents, and younger sisters or brothers? |
| この子の機嫌はどうですか？ | How is his mood? |
| 痛みに関するダイアログ | |
| どこか痛みはありますか？ | Do you have pain anywhere? |
| 痛みはどこですか？どこか教えてください． | Where is the pain? Show me where the pain is. |
| この腫瘤が痛いんです． | This mass is hurting me. |
| どんな痛みですか？説明してください． | What is the pain like? Can you describe it? |
| 胸が締め付けられるような痛みです． | It is a squeezing pain. |
| 痛いところを教えてください． | Please show me where it hurts. |
| どんな痛みですか？鋭いですか，鈍いですか？ | What kind of pain do you have? Sharp or dull? |
| その痛みがくると，どれ位（の時間）続きますか？ | How long does it last when it comes? |
| その痛みはどれくらい続いていますか？ | How long have you had the pain? |
| 痛みはどちらかの方向に広がりますか？ | Does the pain spread（radiate）in any direction? |
| その痛みに最初に気付いたのはいつですか？ | When did you first notice the pain? |
| このしこりは触ると痛いですか？ | Is this lump tender if I touch it？ |

| ダイアログ（和文） | 対応ダイアログ（英文） |
|---|---|
| 痛いところはここですか？ | Is this where it hurts? |
| その痛みを改善させるか何か方法はありますか？ | Is there anything that makes the pain better? |
| ここは痛いですか？ | Is this tender? / Do you have a pain here? |
| このひどい痛みに何か薬をください． | Please give me something for this terrible pain. |
| ここに軽い（中等度の，ひどい）痛みがあります． | I have slight (mild, severe) pain here. |
| ここに座ると痛いです． | I have pain when I sit here. |
| 診察と処置でのダイアログ ||
| これから注射をします． | I'm going to give you an injection (shot). |
| 膝が痛むときにアスピリンを飲みます． | I take an occasional aspirin for knee pains. |
| これから点滴をします． | I'm going to give you an I.V. drip. |
| 脈を取らせてください． | Let me take (feel) your pulse. |
| 1分間の脈拍数は 84 です． | Your pulse is 84 a minute. / The pulse rate is 84. |
| 体温を測ります． | I'm going to take (check) your temperature. |
| あなたの体温は 37.2℃です． | Your temperature is 37.2 degrees centigrade. |
| 血圧を測ります． | I'm going to take (check) your blood pressure. |
| 右手を出して，腕をまくってください． | Please hold out your right arm and roll up the right sleeve. |
| それから，右腕にこのカフを巻いて，血圧を測ります． | Then, I will put this cuff on your right arm and measure your blood pressure. |
| 測定された血圧は，上（最高血圧）が 142，下（最低血圧）が 90 です． | Your blood pressure is 142 over 90. |
| 身長と体重を計りましょう． | Let me measure your height and weight. |
| 靴を脱いで，この体重計に乗ってください． | Please take off your shoes and step on this scale. |
| あなたの身長は 175 cm, 体重は 70 kg です． | Your height is 175 cm, and weight is 70 kg. |
| 顔が腫れぼったいようですね． | You seem to have a puffy face. |
| 口を開けてください． | Open your mouth, please. |
| 深呼吸をして，そのままにしていてください． | Please take a deep breath and hold it. |
| リラックスしてください． | Please relax. |
| 浣腸をします． | I'm going to give you an enema. |
| 左を下にして寝てください． | Please lie on your left side. |
| カテーテルを入れます． | I'm goint to insert a catheter. |
| 傷口を見せてください． | Show me your wound. |
| 傷の処置をします． | I'm going to treat your wound. |
| 包帯を取り替えます． | I'm going to put a new bandage on your wound. |
| 検尿をします． | I'll give you a urine test. |
| 尿が出ますか？ | Can you urinate? |
| 1日の尿をためる必要があります | We need to oolloot your urine for one day. |
| 採血します． | I'm going to take a blood sample. |
| 血液検査をします． | I'm going to give you a blood test. |

| ダイアログ（和文） | 対応ダイアログ（英文） |
|---|---|
| ここにお掛けください．検査のため採血をいたします． | Please sit down here. We would like to draw your blood for tests. |
| 腫れているところがありますか？ | Have you noticed any swelling? |
| そのような問題は前にもありましたか？ | Have you had those problems before? |
| 問題をお聞かせください． | Please tell me your problems. |
| どなたかご家族に同じような症状の人はおりますか？ | Does anyone in your family have similar symptoms? |
| 首にしこりや腫れがありますか？ | Do you have any lumps or swelling on your neck? |
| そのしこりは大きくなってきていますか？ | Is the lump getting bigger? / Has the lump grown? |
| 家具に強く頭をぶつけました． | I hit my head hard against the piece of furniture. |
| 診察しますので，衣服を脱いでください． | I would like to do a physical exam. So will you please take off your clothes? |
| 腰から上の衣服を脱いで診察台に寝てください． | Please take off your clothes from the waist up and lie down on the examination table. |
| 診察台の上で仰向けに寝てください． | Please lie on your back on the examination table. |
| 診察台の上でうつ伏せに寝てください． | Please lie on your stomach on the examination table. |
| やせましたか？ | Have you lost any weight? |
| こぶしを握ってください． | Please make a fist. |
| 手を開いたり握ったりを3回してください． | Open and close your hand 3 times. |
| なにか食欲の変化に気づきましたか？ | Have you noticed any changes in your appetite? |
| 耳から採血します． | I'm going to take a blood sample from your ear. |
| 少し痛むかもしれません． | It may hurt a little. |
| 脳波の検査をします． | I'm going to check your brain waves. |
| 目を閉じてください． | Please close your eyes. |
| 胸のX線を撮ります． | We are going to take a chest X-ray. |
| シャツを脱いでください． | Please take off your shirt. |
| アクセサリーを外してください． | Please take off any accessories. |
| 肩の力を抜いてください． | Please relax your shoulders. |
| 胃のX線検査をします． | We will take a stomach X-ray. / We are going to x-ray your stomach. |
| 台に乗ってください． | Get on the examination table, please. |
| この錠剤を水と一緒に飲んでください． | Please take this pill with this glass of water. |
| もう少し飲んでください． | Please drink a little more. |
| 心電図の検査をします． | I will take an electrocardiogam. |
| この検査は痛くありません． | This examination won't hurt. |
| スミスさん，何もご心配はありませんよ． | There is nothing to worry about, Mr.Smith. |
| 悪寒や熱はありますか？ | Do you have chills or fever? |
| 高熱（低熱）があります． | I have a high（low）fever. |
| 熱っぽい感じがあります． | I feel feverish. |
| 気分がよくありません． | I don't feel well. |
| これは何の薬ですか？ | What is this medicine for? |

| ダイアログ（和文） | 対応ダイアログ（英文） |
|---|---|
| この薬を1日3回飲んでください． | Take this medicine 3 times a day. |
| どんな副作用がこの薬にはありますか？ | What kind of side effects does this medicine have? |
| 気分が悪いです． | I feel sick. |
| 横になると気分がよくなるようです． | It seems that I feel better when I lie down. |
| すぐ疲れます． | I get tired easily. / I tire easily. |
| 何か薬は飲んでいますか，またお茶，コーヒー，アルコールはどうですか？ | Do you take any medication, and what about tea, coffee, and alcohol? |
| この薬は飲むととても眠くなります． | This medicine makes me so sleepy. |
| いつもは体重が55 kgですが，現在は42 kgまで下がっています． | My usual weight is 55 kg, but it is down to 42 kg now. |
| 彼の血糖はこれらの錠剤でうまくコントロールされているようです． | His blood sugar seems to be under good control with these pills. |
| 診察の時にそれを調べましょう． | I'll check that on the physical examination. |
| 神経・精神科でのダイアログ | |
| めまいがしますか？ | Do you feel dizzy or lightheaded? |
| それは神経のせいだと思っていました． | I thought it was my nerves. |
| このトラブルで今うつ状態でした． | I have been depressed about this problem. |
| そのとき，あなたは意識を失いましたか？ | Did you lose consciousness at that time? |
| 痙攣を起こしたことはありますか？ | Have you had convulsions? |
| 私は，最近，忘れっぽくなりました． | Recently, I have been forgetful. |
| 私は，最近忘れっぽいのを自覚しています． | I am aware of being forgetful these days. |
| 彼は同じことを何度も訊きます． | He repeats the same questions. |
| ときに，あなたがろれつがまわらないと感じるときがありませんか？ | Don't you feel that your speech slurs occasionally? |
| そこにしびれ感はありますか？ | Do you have numbness there? |
| 急に顔がほてったり，悪寒がします． | I have sudden hot flashes or chills. |
| 気が散って，集中できません． | I feel distracted, and have difficulty concentrating. |
| この頃，体が重く，だるい感じがしています． | I have heavy, dull feeling these days. |
| 最近，頭がふらふらしたことがありますか？ | Have you ever felt lightheaded recently? |
| 気を失ったことはありますか？ | Have you ever fainted? |
| ひきつけを起こしたことがありましたか？ | Has he had any convulsions? |
| この頃気分が落ち込んでいます． | I have been feeling depressed lately. |
| 眼科でのダイアログ | |
| 視力はいかがですか？ | How is your eyesight? |
| 目の具合が悪いのですか？どんな問題ですか？ | Do you have any problems with your eyes? What kind of problems? |
| 遠くのものが見えにくいですか？ | Do you have difficulty seeing a distant objects? |
| 目が痒いですか？ | Do your eyes feel itchy? / Do you have itchy eyes? |
| 目やにが出ますか？ | Do you have any discharge from your eyes? |
| 目が乾いている感じですか？ | Do your eyes feel dry? |
| 目を開けて（閉じて）ください． | Open (close) your eyes. |

| ダイアログ（和文） | 対応ダイアログ（英文） |
|---|---|
| この検査中，目を動かさないでください． | Please, don't move your eyes during this test. |
| まばたきしないでください． | Don't blink, please. |
| ものが二重に見えますか？ | Do you have double vision? / Do you see double? |
| 眼鏡をかけていますか？ | Do you wear glasses? |
| 乱視はありますか？ | Do you have astigmatism? |
| あなたは遠視ですか，それとも近視ですか？ | Are you far-sighted or near-sighted? |
| この眼薬を1日3回数滴ずつさしてください． | Use these eye drops 3 times a day, just a few each time. |
| 耳鼻咽喉科でのダイアログ | |
| 口の中を診察します． | I'm going to examine the inside of your mouth. |
| 口をもっと大きく開けてください． | Please open your mouth wider. |
| 耳，鼻，口などに何か問題がありますか？ | Do you have any problems with your ears, nose, or mouth? |
| 最近の聴力検査はいつでしたか？ | When was the last time you had a hearing test? |
| 聴力はどうですか？ | How is your hearing? |
| 聴覚はよいですか？ | Is your hearing good? |
| 両耳に耳鳴りがしますか？ | Do you have ringing in your ears? |
| 耳が遠いですか？ | Are you hard of hearing? |
| 補聴器はつけていますか？ | Do you wear a hearing aid? |
| 耳だれはありますか？ | Do you have any discharge from your ears? |
| 硬いものを食べるとのどがつまることがよくありますか？ | Do you often choke when you eat solid foods? |
| のどが痛いです． | I have a sore throat. |
| 臭覚（味覚）に何か変化がありましたか？ | Have you noticed any changes in your smell（taste）？ |
| 舌を突き出してください． | Please stick out your tongue. |
| 硬い食べものを噛むとき，痛みはありますか？ | Does it hurt you when you chew hard foods? |
| 鼻がつまっています． | I have a stuffed nose. |
| よく鼻がつまりますか？ | Do you often have a stuffy nose? |
| 鼻水は沢山出ますか？ | Do you have a lot of discharge from your nose? |
| よくくしゃみをしますか？ | Do you sneeze often? |
| 乳房に関するダイアログ | |
| 何か乳房の変化に気づきましたか？ | Have you noticed any changes in your breasts? |
| これから乳房を診察します． | I am going to examine your breasts. |
| 腰から上の衣服を脱いでください． | Please take off your clothes from the waist up. |
| 診察台の上で仰向けに寝てください． | Please lie down on your back on the examination table. |
| これから乳房を触診します． | I'm going to palpate your breasts. |
| 乳房はいかがですか？　痛み，腫れ，こぶや乳首からの分泌などがありますか？ | What about your breasts? Any pain, swelling, lumps, or discharge from the nipples? |
| 乳首から何か分泌物が出るのに気がつきましたか？ | Have you noticed any nipple discharge? |

| ダイアログ（和文） | 対応ダイアログ（英文） |
|---|---|
| 乳首をつまんで，分泌物を出して調べます． | I am going to squeeze your nipples to see if any abnormal discharge comes out. |
| 右乳房のこのこぶに初めて気がついたのはいつですか？ | When did you first notice this lump in your right breast? |
| 脇の下を触診しますので，両腕を上げてください． | I am going to palpate your armpits. So, please put up both arms up. |
| 今度は右向きに寝てください． | Now, lie on your right side, please. |
| 呼吸器に関するダイアログ | |
| 呼吸で何か問題はありますか？ | Do you have any trouble breathing? |
| このような状況でよく息切れしますか？ | Do you often get short of breath in such situations? |
| 咳や胸痛は今までにありましたか？ | Have you had any coughing or chest pain? |
| ほんの近距離を歩いても息切れしますか？ | Do you get short of breath even when you walk just a short distance? |
| いびきをかくといわれたことがありますか？ | Have you ever been told that you snore? |
| 妻が私のいびきについて苦情をいっています． | My wife complains about my snoring. |
| たばこは1日に何本吸いますか？ | How many cigarettes do you smoke in a day? |
| 咳が止まらなくて眠れません． | I can't sleep because I can't stop coughing. |
| ぜいぜいすることがありましたか？ | Have you been wheezing? |
| 心臓に関するダイアログ | |
| 心臓の具合は悪いですか？ | Do you have a heart condition? |
| 私は不整脈があるようです． | My pulse seems to be irregular. |
| 動悸がします． | I have heart palpitations. |
| 心臓の鼓動に何か不具合がありますか？ | Do you have an irregular heart beat? |
| 利尿剤を2週間分処方します． | I will prescribe a diuretic for you to take for 2 weeks. |
| 胃腸消化器に関するダイアログ | |
| 最近，胃の検診は受けましたか？ | Did you have a stomach checkup lately? |
| 胃腸の具合が悪いですか？ | Do you have any problems with your stomach or bowels? |
| 消化不良，胸やけ，げっぷ，黄疸などがありますか？ | Do you have indigestion, heartburn, belching, or jaundice? |
| 胃が重苦しく感じますか？ | Do you have a heavy feeling in your stomach? |
| 消化不良はありますか？ | Do you have indigestion? |
| 食べ過ぎてげっぷが出ました． | I belch（burp）after eating too much. |
| 飲み込むのに苦労しています． | I am having trouble swallowing. |
| 便の色はどんなですか？ | What color is your stool? |
| 便に血が混じっているのに気づいたことはありますか？ | Have you noticed any blood in your stool ? |
| 昨日は何回お通じがありましたか？ | How many bowel movements did you have yesterday? |
| 便通は毎日ありますか？ | Do you have bowel movements every day? |
| 便秘していますか？ | Are you constipated? |

| ダイアログ（和文） | 対応ダイアログ（英文） |
|---|---|
| このところ6日間便秘しています． | I have been constipated for 6 days. |
| どちらかというと，便秘気味です． | I tend to be on the constipated side. |
| 下痢がちですか？ | Do you tend to have diarrhea? |
| 下痢しています． | I have loose bowels. |
| 便通の習慣の変化に気づきましたか？ | Have you noticed any changes in your bowel habit? |
| 吐きたい気がします． | I feel like vomiting (throwing up). |
| 何か吐きましたか？ | Did you vomit (throw up) anything? |
| お通じはどのようですか？ | What are your bowel movements like? |
| 便は1日に1回あります． | I have one bowel movement a day. |
| このところ食欲がありません． | I have no appetite these days. |
| 胃潰瘍になったことはありますか？ | Have you ever had a stomach ulcer? |
| 痔はありますか？ | Do you have hemorrhoids? |
| 肛門の周囲にかゆみはありますか？ | Do you have itching around your anus? |
| 産婦人科に関するダイアログ ||
| 最近，婦人科検診は受けましたか？ | Have you had a gynecological checkup lately? |
| 妊娠していますか？ | Are you pregnant? |
| 妊娠はどれくらいまでできていますか？ | How far along are you in your pregnancy? |
| いま妊娠何週ですか？ | How many weeks pregnant are you? |
| 妊娠したことがありますか？ | Have you ever been pregnant? |
| 予定日はいつですか？ | When is the baby due? / When is your due date? |
| これまでに何人赤ちゃんを出産しましたか？ | How many babies have you had? |
| 生理は順調ですか？ | Are your periods regular? |
| ピル（経口避妊薬）は飲んでいますか？ | Are you on the pill? |
| 何か避妊していますか？ | Are you using any birth control methods? |
| 最終月経はいつでしたか？ | When was your last (menstrual) period? |
| いまでも月経はありますか？ | Do you still have (menstrual) periods now? |
| 生理は通常規則的にきますか？ | Are your periods usually regular? |
| 経血量は普通ですか，それともおおめですか？ | Is your menstrual flow normal or heavy? |
| 毎朝，基礎体温は計っていますか？ | Do you take your basal body temperature every morning? |
| 腟からのおりものはありますか？ | Do you have any vaginal discharge? |
| 現在，授乳中ですか？ | Are you breast feeding at present? |
| 下半身の衣服は脱いでください． | Please take off your clothes from the waist down. |
| 生理中には下腹部のひどい痙攣痛があります． | I have terrible cramps in the lower abdomen during my periods. |
| 生理はいつ終わりましたか？ | When did your menstrual periods stop? |
| 私の生理は12歳で始まり，52歳で終わりました． | My periods began at 12 and ended at 52. |
| 性交後に，出血したことはありますか？ | Did you have bleeding after intercourse? |
| 性交渉の後，数滴の出血に気づきました． | I noticed a few drops of blood after intercourse. |

| ダイアログ（和文） | 対応ダイアログ（英文） |
|---|---|
| 子宮頚癌の **Pap** スメア検査を受けたことがありますか？ | Have you ever had a Pap smear test? |
| そのことについてドクターにいうのをためらいました． | I hesitated (was hesitant) to tell my doctor about it. |

## 腎・泌尿器に関するダイアログ

| | |
|---|---|
| 腎臓か膀胱の具合に問題はありますか？ | Do you have any problems with your kidneys or bladder? |
| 排尿に問題はありますか？ | Do you have any problems urinating? |
| 尿が出にくいことはありますか？ | Do you have difficulty urinating? |
| どんな色の尿ですか，淡黄色，それとも赤みがかった色？ | What color is your urine, light yellow or reddish? |
| 尿の色は澄んでいますか，それとも濁っていますか？ | Is your urine clear or cloudy? |
| 1 日何回排尿しますか？ | How many times a day do you urinate? |
| 尿を漏らしたことがありますか？ | Have you ever leaked urine? |
| 排尿するときいきみますか？ | Do you strain when you urinate? |
| 陰部がかゆいですか？ | Do you have an itchy sensation in your pubic region? |

## 手足・関節・筋骨格に関するダイアログ

| | |
|---|---|
| 関節の痛みか硬直がありますか？ | Do you have any pain or stiffness in your joints? |
| 利き手はどちらですか？ | Which is your dominant hand? |
| あなたは右利きですか，左利きですか？ | Are you right-handed or left-handed? |
| 左足首を捻挫したようです． | I"m afraid I've sprained my left ankle. |
| 右足を折ったようです． | I"m afraid I broke my right leg. |
| 右手がしびれています． | My right hand feels numb. |
| 右手が頻繁に震えます． | My right hand shakes very often. |
| 右手が痛く感じます． | My right hand feels sore. |
| 左腕が痛いです． | My left arm hurts. |
| 足がつったことがありますか？ | Have you ever had cramps in your legs? |
| 朝起きたとき，膝の硬直を感じます． | My knees feel stiff when I get up in the morning. |
| 手足の力を抜いてください． | Please relax your arms and legs. |
| これを握ってください． | Please grasp this. |
| 事故で右腕を怪我しました． | I injured my right arm in an accident. |
| 首が痛くて回りません． | My neck is so painful that I can't turn it. |
| ここが骨折していますね． | You have a fracture here. |
| 松葉杖を使ってください． | Please use crutches. |

## ホルモン・糖尿病に関するダイアログ

| | |
|---|---|
| ひどいのどの渇きとか頻尿がありますか？ | Do you have excessive thirst or frequent urination? |
| 家族のうちのどなたかに糖尿病がありますか？ | Does any one in your family have diabetes? |
| 糖尿病の既往はありますか？ | Do you have a history of diabetes? |
| 糖尿病といわれたことがありますか？ | Have you ever been told that you have diabetes? |

| ダイアログ（和文） | 対応ダイアログ（英文） |
|---|---|
| ステロイドを内服していますか？ | Are you taking oral steroid medications? |
| 糖尿病を除外するために血糖糖を調べましょう． | Let's check your blood sugar to rule out diabetes. |
| **皮膚科に関するダイアログ** | |
| 皮膚，毛髪，爪などに問題がありますか？ | Do you have any problems with your skin, hair, or nails? |
| 私の毛髪は過去10年間で薄くなったようです． | My hair seems to have gotten thinner in the past 10 years. |
| 発疹はありますか？ | Do you have rashes? |
| 皮膚の色が変化しましたか？ | Has your skin changed color? |
| このほくろの大きさ，色，形の変化に気づきましたか？ | Have you noticed any change in the size, color, or shape of this mole? |
| かゆくてもかかないでください． | Please do not scratch even if it is itchy. |
| そこにかゆみを感じますか？ | Do you feel itchy there? |
| 化粧品で皮膚がかぶれました． | I have a skin rash caused by cosmetics. |
| **歯科に関するダイアログ** | |
| 歯が痛いですか？ | Do you have a toothache? |
| 歯は大丈夫ですか？ | Are your teeth OK? / Are your teeth healthy? |
| 虫歯はありますか？ | Do you have tooth decay? |
| 4年前に3本抜歯しました． | My 3 teeth were extracted 4 years ago. |
| 入れ歯をしていますか？ | Do you wear dentures? |
| どの歯が痛みますか？ | Which tooth hurts? |
| 歯ぐきが痛みますか？ | Do you have pain in your gums? |
| **医療関係者間でのダイアログ** | |
| 今朝入院した患者の手続きはすべて済ませましたか？ | Have you worked up the patient admitted this morning? |
| この患者の病歴はすでにとり終え，診察も済ませてあります． | I have already done a history and physical exam on this patient. |
| もちろん，病歴・診察は済ませました． | Sure, I did the history and physical exam. |
| そのような合併症の身体的徴候についてはあとでチェックします． | I'll check later for physical signs of such complications. |
| その検査結果はラボから戻り次第お知らせします． | I'll let you know the test results as soon as they come back from the lab. |

## chapter
# 09

# 代表的な症例報告書の書き方(例)

本章では，どういう書き出しでケースプレゼンが始まっていくかを理解してもらうための例を集めたものです．

症例を提示するケースプレゼンテーションは，プレゼンの形式や項目立てが多彩ですが，本章に要約して示したような書き出しで始まり，どういう治療のあと，どういう経過で，どういう転帰をとったかを示し，最後に発表者の考察・反省・意見などでまとめる方式がほとんどです．

これに対して，医学研究論文発表形式も多彩ですが，「緒言(Introduction)」，「方法(Methods)」，「結果(Results)」，「考按 Discussion」，「結論 or まとめ(Conclusion)」のような大きな項目にまとめることが多いようです．

| 和文表現 | 英文表現 |
|---|---|

## ケース 1

| | |
|---|---|
| 65 歳の男性．高血圧と糖尿病の既往があり，突発的胸痛と安静時重篤呼吸困難を訴え，救急処置室受診．診察では呼吸窮迫状態の蒼白な顔つきの男性を認め，…． | A 65-year-old man with a history of hypertension and diabetes mellitus was seen in the emergency room, complaining of the sudden chest pain and severe dyspnea at rest. Physical examination revealed a pale man in acute respiratory distress…． |

## ケース 2

| | |
|---|---|
| 27 歳の婦人．中等度の右側胸痛が 1 日続き，吸息で悪化した．救急処置室受診．息切れはあるも，喀血，咳，ぜいぜい息をする喘鳴はなかった．呼吸問題での治療の既往なし．医療の既往歴問題なし．1 日に 1 箱のたばこは吸うがアルコールは飲まず，家族歴には喘息，心臓病はなし．診察所見は，中等度の呼吸窮迫状態にある軽度肥満の婦人を認めた．体温 37.5℃，脈 120/分，血圧 145/75，呼吸数 26/分．心臓の診察で，心臓は整拍動・リズムで心雑音なし．腹部診察では腸音聴取，肝脾腫なし．臨床検査値では，ヘモグロビン 13.5 g/dL，白血球が 7,500 … | A 27-year-old woman came to the emergency room after 1-day of moderate right-sided chest pain, which became worse with inspiration. She was also having shortness of breath. She denied hemoptysis, coughing , or wheezing. She denied a history treatment for her respiratory problems. Her past medical history was negative. She smoked one pack of cigarettes a day, and did not drink alcohol. Her family history was negative for asthma and heart disease. Physical examination showed a slightly obese woman in moderate respiratory distress. Her temperature was 37.5℃, her pulse was 120 beats per minute（BPM）, her blood pressure was 145/75 mm Hg, and her respiratory rate was 26 per minute. Cardiac examination revealed regular rate and rhythm with no murmurs. Abdominal examination revealed positive bowel sounds with no hepatosplenomegaly. Her laboratory values were as follows: hemoglobin, 13.5 g/dL, WBC, 7,500,… |

## ケース 3

| | |
|---|---|
| 10 年にわたる糖尿病と高血圧の既往歴を有する 55 歳の男性，10 時間の胸骨下胸痛の病歴にて救急処置室に来院．胸痛は安息時に発生し，右肩の方に放散．その痛みは数時間後まで増強したが，息切れはなし．診察では，脈は正常で脈拍数は 78/分．血圧は 135/78．口腔温は 36.8℃．頭部，耳，鼻，のどの診察には異常なし．心臓血管系の診察では，正常心音で雑音を認めず．胸部診察では正常呼吸音を，腹部診察では腫瘤を触れず，また腫脹や圧痛を認めず．検査データでは，全血球数は正常，…．初期の ECG（心電図）での軽度 ST セグメントの上昇が前部および下部誘導に見られた．…． | 55-year-old man with a 10-year history of diabetes mellitus and hypertension presented to the emergency room with a 10-hour history of substernal chest pain. The pain began while he was at rest and radiated to his right shoulder. It continued to worsen over the next few hours. He did not have any shortness of breath. Physical examination showed that his pulse was regular with a rate of 78 bpm. His blood pressure was 135/78 mm Hg. His oral temperature was 36.8℃. The examination of the head, ears, nose, and throat was unremarkable. His cardiovascular examination showed normal heart sounds, and no murmurs. His chest examination showed normal breath sounds. His abdomen showed no palpable masses, swelling, or tenderness.<br>The laboratory data showed a normal CBC count, …．<br>The initial ECG（electrocardiogram）showed mild ST-segment elevation in the inferior and anterior leads. … |

| 和文表現 | 英文表現 |
|---|---|

## ケース4

| | |
|---|---|
| 35歳の婦人．半日続いた鼻血を訴えて救急処置室に来院．そのときまで健康状態は良好であった．診察では，彼女は発育良好で急性窮迫状態にはなかったが，鼻粘膜に多少の新鮮血があった．脾臓は触れなかったが，点状出血様の発疹が両足首に認めた．以下の初期検査値：白血球数，8,000/mm³で正常血球分画，ヘモグロビン，13.5 g/dL，ヘマトクリット，40%；… | A 35-year-old woman presented to the emergency room complaining of nose bleeding that had persisted for half a day. She had been in good health until that time. On examination, she was found to be well developed and in no acute distress. There was some fresh blood in her nasal mucosa. Her spleen was not palpable, but there was a petechial rash around her both ankles. The following initial laboratory values were as follows: white blood cell count, 8,000/mm³ with a normal diffrential; hemoglobin, 13.5 g/dL; hematocrit, 40%; … |

## ケース5

| | |
|---|---|
| 吐血と7日間の増強する腹痛と黒色タール様排便を訴えて救急処置室に来院した48歳の男性．既往にはアルコール多飲に関連した胃潰瘍あり．薬は市販薬を含めて服用していないし，出血の家族歴もない．ただ，過去6カ月に打撲傷が増えたことは認めている．診察で，軽度黄疸が発見された．皮膚には斑状出血が散在．肝臓は腫大し触知可能．軽度圧痛のある脾臓の先端を触れた．… | A 48-year-old man came to the emergency room complaining of hematemesis and a 7-day history of increasing abdominal pain and passing black, tarry stools. He gave a history of stomach ulcer disease linked to heavy alcohol use. He denied the use of any medications, including over-the-counter drugs, and denied a family history of bleeding. He admitted having had some increased bruising over the past 6 months. On physical examination, he was found to be slightly jaundiced. His skin was remarkable for scattered ecchymosis. His liver was palpably enlarged.and there was some tenderness with a palpable tip of the spleen. … |

## ケース6

| | |
|---|---|
| 家族歴に乳癌がある37歳の婦人が，たまたま彼女の左乳房にしこりを見つけた．しこりは診察のときに確認され，マンモグラムは2 cmの病変を示した．その病変のバイオプシーは浸潤性腺管癌を示した．… | A 37-year-old woman with a family history of breast cacer happened to discover a lump in her left breast. The lump was confirmed on physical examination and the obtained mammogram showed 2-cm lesion. The biopsy of the lesion revealed an infiltrating ductal carcinoma. … |

## ケース7

| | |
|---|---|
| 27歳の婦人が黄緑色の痰を伴って悪化する咳，息切れと3日間続く喘鳴を訴えて救急処置室に来院．症状は，上気道感染の後に始まった．ひどい咳のため3日前から睡眠不良があって売薬の咳止めを使ったが軽減しなかったという．… | A 27-year-old woman presented to the emergency room complaining of worsening cough with yellow-green sputum, shortness of breath, and wheezing of 3 days' duration. Her symptoms began after an upper respiratory tract infection. She reported poor sleep quality for the prior 3 days because of severe coughing and had used over-the-counter cough suppressant, but without relief. … |

## ケース8

| | |
|---|---|
| 50歳の婦人．約5時間持続する，右肩に放散する右上腹部の持続性の激痛を訴えて救急処置室に来院．数回嘔吐したが軽快せず．同様ではあるが今回ほど強くない痛みのエピソードが数カ月前に何回かはあったが，医師を受診せず．… | A 50-year-old woman presented to the emergency room complaining of constant, severe right upper quadrate pain radiating to her right shoulder that had lasted for approximately 5 hours. She had vomited several times without relief of the pain. She had experienced three similar, but less severe, episodes of such pain several months before, for which she did not seek medical care. … |

| 和文表現 | 英文表現 |
|---|---|

## ケース 9

| | |
|---|---|
| 20 歳の婦人．顕微鏡的血尿の精査のために腎クリニックに紹介された．最近の感染症，外傷，静脈薬剤乱用の既往歴はない．診察所見では，発育・栄養良好の婦人で，窮迫症状はなし．血圧は 128/80 mm Hg，脈拍数は 72 BPM，呼吸数は 16/分．その他の診察所見は正常範囲内であった．臨床検査値の報告は，カリウム，4.5 mEq/L，… <br><br> 尿の顕微鏡検査は，赤血球，5〜10 個/ 強拡大，… | A 20-year-old woman was referred to the renal clinic for further evaluation of microscopic hematuria. There was no history of recent infections, trauma, or intravenous drug abuse. Physical examination revealed a well-developed, well-nourished woman who was in no acute distress. Her blood pressure was 128/80 mm Hg; pulse, 72 beats per minute; and respirator rate, 16 breaths per minute. The remainder of her physical examination findings were within normal limits. The laboratory data were reported as follows: potassium, 4.5 mEq/L; … <br><br> Microscopic examination of the urine revealed 5 to 10 red blood cells per high power field, and … |

## ケース 10

| | |
|---|---|
| 34 歳の男性．無気力，寝汗，ごく少量の食べ物を食べた後の腹部膨満感を伴った食欲不振のために診察を受けた．診察では，貧血の徴候や脾腫，広範囲の点状出血が認められた．全血球数検査では，ヘマトクリット，25%，血小板，300,000/mm$^3$；… <br><br> 骨髄生検は，…を示した．… | A 34-year-old man was seen because of lack of energy, night sweats, and poor appetite with a sensation of fullness after eating even very small amounts of food. Physical examination revealed signs of anemia, splenomegaly, and extensive petechiae. A complete blood count revealed hematocrit, 25; platelets, 300,000/mm$^3$; … <br><br> A bone marrow biopsy revealed … |

## ケース 11

| | |
|---|---|
| 38 歳の婦人が蛋白尿の精査に紹介されてきた．時折の関節痛を除いては，気分良好ではあったが，進行性の体重増加と両下肢の著明な腫脹を気にしていた．本人のみならず家族に腎疾患の既往歴なし．診察所見では就下性部位における浮腫を除いては，血圧を含めて正常であった．検査データでは，ヘマトクリット，グルコース，血液尿素窒素，クレアチニン値等は正常なるも，高度の低アルブミン血症（1.7 g/dL）と高コレステロール血症（500 mg/dL）があった．尿検査は 4 ＋ の尿糖値を示していた．… | A 38-year-old woman was referred for evaluation of proteinuria. Aside from occasional arthralgia, she had felt well, but had been concerned about her progressive weight gain and marked swelling of her lower extremities. She denied personal or family history of renal disease. Physical examination findings, including blood pressure, were normal except for the presence of edema in the dependent areas. Laboratory data showed normal hematocrit, serum glucose, BUN , and creatinine levels were normal, but profound hypoalbuminemia（1.7 g/dL）and hypercholesterolemia（500 mg/dL）were present. Urinalysis showed 4 ＋ proteinuria. … |

## ケース 12

| | |
|---|---|
| 既往 5 時間の発熱，悪寒，血痰を有する 62 歳の婦人が来院．体温は 39.8℃．左後胸部の胸痛を訴えていた．診察では，膿性痰の咳をしており，いかにも病気のようにみえる婦人を認めた．胸部打診で濁音を認め，右後胸部に湿性ラ音を認めた．白血球数は 18,000/mm$^3$，胸部 X 線検査は右下葉に高濃度の硬化像を示した．痰のグラム染色は無数の好中球と多数の細胞内グラム陽性の双球菌を示した．… | A 62-year-old woman presented with a 5-hour history of fever, rigors, and a cough productive of blood-tinged sputum. Her temperature was 39.8℃. She complained of a chest pain over her left posterior chest. Physical examination revealed an ill-appearing woman with a persistent cough productive of purulent sputum. There was dullness to percussion, and moist rales in the right posterior chest. Her white blood count was 18,000/mm$^3$ and a chest X-ray showed a dense consolidation in the rihgt lower lobe. Gram's staining of the sputum revealed numerous neutrophils and abundant intracellular gram-positive diplococci. … |

| 和文表現 | 英文表現 |
|---|---|
| **ケース 13** ||
| 1日たばこ2箱の喫煙歴20年の59歳の男性. 慢性咳嗽を背景としての10日間の喀血のために, かかりつけの医師の診察を受けた. 体重減少, 胸痛, 骨痛はなし. 診察では, 両肺野は聴診上明澄であった. 検査所見：正常肝機能, カルシウム値11.1 mg/dL, アルブミン値3.9 g/dLであった. 全血球算定は正常. 胸部X線検査は2 x 3 cmの右肺門部腫瘤を示した. … | A 59 year-old man with a 20-year history of smoking 2 packs of cigarettes a day was seen by his physician because of 10 days of hemoptysis in the setting of chronic cough. He denied weight loss, chest pain and bone pain. On examination, his lungs were found to be clear. Laboratory studies showed normal liver function, a calcium level of 11.1 mg/dL, and an albumin level of 3.9 g/dL. His complete blood count was normal. A chest radiographic study showed a 2 X 3 cm, right hilar mass. … |

# 略歴（小林充尚）

<small>こばやしみつなお</small>

| 1959 | 千葉大学医学部卒業 |
|---|---|
| 1959〜1960 | 横須賀米国海軍病院インターン |
| 1965〜1972 | フルブライト日米交換留学生として米国 NY 州立大学・Downstate Medical Center（Brooklyn, N.Y.）及び Kings County Hospital の産婦人科に 7 年間留学（resident・instructor・assistant professor として）． |
| | 産婦人科超音波診断に携わり，産婦人科における世界初の「産婦人科超音波診断アトラス」（英文）（Kobayashi, Hellman, Cromb: Atlas of Ultrasonography in Obstetrics & Gynecology, 1972）を Appleton-Century-Crofts（N.Y.）から出版．超音波診断標準テキストとして世界で広く使用された． |
| 1974 年 | Kobayashi: Illustrated Manual of Ultrasonography in Obstetrics & Gynecology（Igaku-Shoin, 1974）を出版，世界 7 カ国語に翻訳された． |
| | 産婦人科超音波診断と医学英語に関した論文や著書多数． |

防衛医科大学校名誉教授
元防衛医科大学校産婦人科分娩部教授
防衛医科大学校非常勤講師

日本医学英語教育学会（JASMEE）の創立メンバーの一人，（1998 設立）旧理事．その間，教材開発委員会の委員長．第 2 回学術集会会長（1999）．〈医学・医療領域〉監事・名誉会員．

日本の医学英語教育に対する関心は極めて高く，日本医学英語教育学会創設時より理事を長年つとめ，学会の名誉会員である．現在でも防衛医大医学科・看護学部（合同授業）での医学英語の講義を担当しており，医学英語に関する辞書類（医学英語慣用表現集，常用臨床英語辞典，プライマリー臨床英語辞典，ミニマム臨床英語辞典，産婦人科英語表現法，産婦人科英語基本用語集など）がある．

[医学英語関連主要著書]
Kobayashi, Hellman, Cromb: Atlas of Ultrasonography in Obstetrics and Gynecology（Appeleton-Century-Crofts, New York, 1972）
Kobayashi: Illustrated Manual of Ultrasonography in Obstetrics and Gynecology（2nd ed.）（Igaku-Shoin, 1980）
小林充尚：看護学生のための医学英語（朝倉書店，1984）
小林充尚：産婦人科英語表現法（東京医学社，1986）
小林充尚：産婦人科英語基本用語集（朝倉書店，1987）
小林充尚：ミニマム臨床英語辞典（文光堂，2000）
小林充尚：医学英語慣用表現集 第 3 版［CD 付］（文光堂，2004）
小林充尚：プライマリー臨床英語辞典—関連語と語源でおぼえる 1 万語（文光堂，2005）
小林充尚：VOA で学ぶ 医学英語リスニングマスター −Vol.1［CD 付］（メジカルビュー社，2007）
小林充尚：常用臨床英語辞典（文光堂，2008）
小林充尚：動詞で究める医学英語 writing（メジカルビュー社，2015）

医学生のための 必修医学英語

2022 年 4 月 1 日　第 1 版第 1 刷 ©

著　　　者　　小林充尚　KOBAYASHI, Mitunao
発 行 者　　宇山閑文
発 行 所　　株式会社金芳堂
　　　　　　　〒 606-8425 京都市左京区鹿ヶ谷西寺ノ前町 34 番地
　　　　　　　振替　01030-1-15605
　　　　　　　電話　075-751-1111（代）
　　　　　　　https://www.kinpodo-pub.co.jp/
印刷・製本　　日本ハイコム株式会社
装　　　丁　　佐野佳菜（SANOWATARU DESIGN OFFICE INC.）

落丁・乱丁本は直接小社へお送りください．お取替え致します．

Printed in Japan
ISBN978-4-7653-1901-0

JCOPY　＜（社）出版者著作権管理機構 委託出版物＞
本書の無断複写は著作権法上での例外を除き禁じられています．複写される
場合は，そのつど事前に，（社）出版者著作権管理機構（電話 03-5244-5088,
FAX 03-5244-5089, e-mail：info@jcopy.or.jp）の許諾を得てください．

●本書のコピー，スキャン，デジタル化等の無断複製は著作権法上での例外
を除き禁じられています．本書を代行業者等の第三者に依頼してスキャンや
デジタル化することは，たとえ個人や家庭内の利用でも著作権法違反です．